U0351891

减肥不仅仅是减重，还要健康、安全、有效地减重，
不妨听听有着十余年临床经验的专科医生董博士的建议

中医减肥

董正妮——著

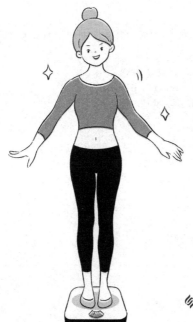

科学技术文献出版社

SCIENTIFIC AND TECHNICAL DOCUMENTATION PRESS

·北京·

图书在版编目 (CIP) 数据

中医减肥 / 董正妮著 . — 北京 : 科学技术文献出版社 , 2022.3（2025.4 重印）
ISBN 978-7-5189-8971-3

Ⅰ . ①中… Ⅱ . ①董… Ⅲ . ①减肥—中医疗法 Ⅳ . ① R212

中国版本图书馆 CIP 数据核字 (2022) 第 039340 号

中医减肥

策划编辑：王黛君	责任编辑：王黛君 宋嘉婧 责任校对：张吲哚 责任出版：张志平

出 版 者　科学技术文献出版社
地　　址　北京市复兴路 15 号　邮编 100038
编 务 部　（010）58882938，58882087（传真）
发 行 部　（010）58882868，58882870（传真）
邮 购 部　（010）58882873
官方网址　www.stdp.com.cn
发 行 者　科学技术文献出版社发行　全国各地新华书店经销
印 刷 者　艺堂印刷（天津）有限公司
版　　次　2022 年 3 月第 1 版　2025 年 4 月第 4 次印刷
开　　本　889×1194　1/32
字　　数　141 千
印　　张　8.75
书　　号　ISBN 978-7-5189-8971-3
定　　价　59.90 元

这本书能让你减肥

目前，中国的成人中已经有超过 1/2 的人超重或肥胖，也就是说全国已经有超过 6 亿人超重或肥胖，而且成人肥胖趋势还在不断增长。(《中国居民营养与慢性病状况报告（2020 年）》最新数据）

以我自己为例，我曾经也面临过产后肥胖的问题，体重一度上升到 80 多公斤，身上脂肪赘肉非常多。因为本身是学中医的，又是研究肥胖的，我没有采用任何道听途说的减肥方法，而是单纯使用中医之道调理，结果两个月就瘦了 15 公斤，后来慢慢瘦到了 54 公斤，至今也没有反弹。

我想告诉大家的是，要想变瘦必须遵循"1+3"的原则，"1"是指改变自己不良的生活习惯，"3"分别指选择适合自己体质的调理方法、健康的饮食结构、规律的运动锻炼。

其中，改变不良的生活习惯是最重要的，如果没有这一前提，后面的"3"则基本上徒劳无功。

"1+3"的减肥原则具体怎么实现，我在书中将会做详细介绍。

作为一名专业医生，我看见现代人减肥有很多误区，比如有些人用单纯的节食减肥或者运动减肥、药物减肥，结果都对身体造成了不良影响，而且很容易反弹。相比之下，真正专业的中医减肥是在整体辨证施治基础上，良性调节胖人体内的痰、湿、瘀，加快气血运行，增强脂质代谢，起到健康减脂减重的作用。

现在，从事专业减肥的医生水平良莠不齐，甚至有些非专业人员、美容美体机构也在线上线下，包括不少街边小店都打着中医减肥的旗号行事，其实他们很多用的不是中医的方法，或者说没有用对中医的方法。这些是我们普通人很难去鉴别的。

那我们怎样判断某个减肥的方法到底对自己有没有用呢？

很简单，我们只需要看两点。第一，体重减下来后，气色是变好了还是变坏了？第二，体重减下来之后，身体是越来越轻松还是越来越没精神？

真正专业的中医减肥是整体调节，会让气色越变越好，而且身体轻快，精神饱满——这是检查减肥方法是否健康有效的金标准！

我在读硕士研究生时期开始肥胖症临床研究。读博士期间，又将肥胖症与代谢综合征作为研究方向，其得到了国内很多名老中医及内分泌代谢专家的指导。

毕业后，我一直在临床从事肥胖症专病诊疗工作，转眼间已经12个年头。在这期间，我观察、收集了2000多例肥胖症患者的资料，整理了其中一些典型肥胖人群的舌象图片、脉象资料，记录了他们的症状，并总结了一些调治经验，现在分享给大家，希望能帮到你。

希望你在看完这本书之后能弄明白几个问题。

1. 我为什么会胖？

2. 我是哪一种类型的肥胖？

3. 哪一种减肥方法，能让我彻底健康地瘦下来，还不反弹？

如果减肥观念偏颇，你会很难"享"瘦，所以在本书的第一章，我会带领大家建立一个正确的减肥观念，同时也为你提供一个减肥标准。很多人不知道自己是否属于真的肥胖，参照这个减肥标准，你就能找到答案。

第二章的内容，可以让你明白为什么吃同样的食物，别人不胖你胖了，为什么你感觉身体总是各种不舒服，造成种种问题的症结在哪。很多人不知不觉脾和肾都虚了，才导致变胖，自己却一无所知，我在这一章会一一为你讲述。

第三章里，我详细为你分析了运动节食减肥、西药减肥和中药减肥的利弊。事实上，了解不同方法的减肥原理比盲目选择一种方法尝试重要得多。

第四章是本书的重点，也是我研究减肥十几年的精华。我将肥胖人群分为三类——"白胖胖""黄胖胖""黑胖胖"。很多人之所以尝试了很多种方法瘦不下来，而且身体越减越差，主要原因是不了解自己的体质（肥胖的类型），没有对症调理所致。我详细分析了每种肥胖类型人的体质特点，比如"白胖胖"受寒多一些，"黄胖胖"体内湿气多一些，"黑胖胖"瘀血多一些等。同时，我分别给出了对应各种体质调理的药方、茶方、食疗方、经络按摩法、运动方法——对症减肥，才能事半功倍，不反弹、气色好。

第五章、第六章，我分别给出了一些减肥并发症的调理方法，如胸闷气短、心情不好、脖子发黑等，以及备孕、孕期减肉的小妙招。

第七章的内容也至关重要，作为一个中医医生，我将从专业的角度告诉大家哪些是减肥的误区，避免大家减肥入坑。

需要注意的是，如果你是体内激素（胰岛素、性激素）分泌异常导致的肥胖或伴有其他疾病的人，如肥胖相关性糖尿病、肥胖相关性肾病（容易出现水肿、低蛋白血症及蛋白尿）、肥胖相关性骨病（关节变形疼痛）、肥胖相关性不孕症、肥胖相关性睡眠暂停综合征等情况，一定要及时去医院找医生帮忙调理。

当然，你如果觉得自己肥胖，但没有什么并发症，那完全可以试着用本书的方法对症瘦身。

衷心希望大家都可以通过本书拥有自己想要的好身材、好气色，以及自信、快乐的人生。

董正妮

2021 年 7 月 6 日于天津

目录

Part 1 控制体重，
才能掌控自己的人生

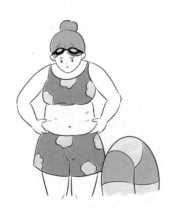

Part 2 肥胖分两种："实胖"和"虚胖"

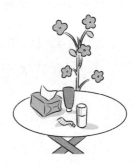

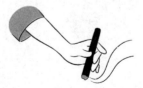

Part 3 有三种瘦身法，
哪一种能事半功倍？

Part 4 三个胖胖的故事

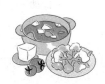

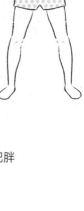

Part5

肥胖会伴随
哪些症状出现?

Part 6 备孕前的减肥小妙招

Part 7 你不可不知的减肥误区

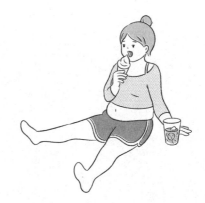

Part 1

控制体重，才能掌控自己的人生

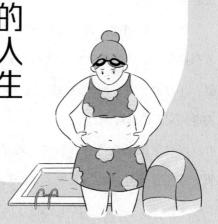

控制体重和婚姻一样，
都是终身大事

现在，网上流传这样一种说法，"千万不要去招惹一个减肥成功的人，这些人都是'狠角色'，他们具有超强的意志力和自律力。"

我遇到过一个女孩，是一个熟人介绍过来的。

她25岁，体重86.5公斤，从小学一路胖到了大学毕业。如今她因为体形太胖，找不到好工作，每次去面试，从面试官的眼神，她都能感受到他们的潜台词，连体重都控制不好，怎么能委以重任？

第一次看到她，我感受最深的就是她说的，"连自己的体重都控制不好，如何掌控自己的人生！"原来，拖着笨重的身躯，浑身散发着一种慵懒的气息，不管是工作还是交际，都不能得到别人的认可。

万科集团总裁郁亮在演讲中说过："只有管理好自己的体重，才能管理好自己的人生。"45岁的郁亮曾给自己定了一个目标——登珠峰，然而想要成功登上珠穆朗玛峰，他需要增强自己的体质，减重、拉练、跑步、克服高原反应。最后通过有计划的训练，3 个月后他的体重成功地从 75 公斤降到 60 公斤，3 年后，也就是郁亮 48 岁时成功登上了珠峰。

他说："这是一种自我实现的象征。"这是一种自我挑战精神，他将这种精神带进企业，发扬光大，带领万科员工"全民健身"，成为房地产行业中极具影响力的人物。

很多人走了很多通往减肥的路，却一直在路上。拍了很多在健身房的照片，却没有流下一滴汗。说了很多遍"吃完这顿就开始减肥！"，但减肥大业一拖再拖……

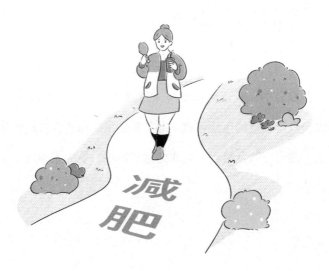

正在看这本书的你，如果这是你的真实写照，不要再犹豫了！今天！此刻！你打开这本书的时候，就给自己定一个目标吧！5斤、10斤都可以，最重要的是定一个可行而又明确的目标。

我会在这本书里告诉你怎样以科学、合理的方式事半功倍地减肥。帮助你控制好体重，把握自己的人生，努力成为美丽、自信、健康、自律的自己！

良好的生活习惯是
健康减脂的前提

在前言中，我谈到减肥应该遵循"1+3"的原则——"1"指改变自己不良的生活习惯。"3"分别指选择适合自己的调理方法、健康的饮食结构、规律的运动锻炼。给大家举两个实际的例子。

案例一

我曾接诊过一位患者，男孩，15 岁，体重 130 公斤，身高 1.80 米。这个孩子从小就比较胖，食量比较大，爱吃肉。我诊断他的舌象、脉象后，发现这孩子的脾胃功能已经受到损伤，而且湿气比较重。于是，我给他制订了饮食和运动方案，同时采用了辨证的中医治疗。

经过 4 周的调治，他的体重只下降了 2 公斤，并不理想。通过与他的父母进行交流得知，孩子暑假在家里虽然控制了饮食和坚持运动，但是却经常熬夜上网，以致第二天接近中午才起床吃饭，而且经常把房间里空调的温度设置得很低。

我跟他讲，熬夜和其他不良的生活习惯正是他减肥路上的重要障碍，因为经常熬夜会损伤身体正气、降低代谢，而不规律的饮食习惯和贪凉又进一步损伤了脾胃阳气，从而产生湿气，正因为如此才会导致他的体重降得不明显。

后来我规定他晚上九点半就睡觉，早起规律吃饭，同时少吹空调。配合中医调理两周后，他的体重减轻了 7 公斤——这是一个改善不良生活习惯而使减重大见成效的实际案例。

案例二

还有一位患者，男性，46 岁。他是因为身体长期疲乏过来就诊的，自述经常没精神，犯困，白天也懒得动，没有活力。每年做体检，也没有什么大毛病，平时爱喝冰镇水解渴，爱吹空调。因为他是自己开公司，不用正点上下班，所以睡眠时间也不规律，通常睡得晚，起得也晚。

他的身高是 1.75 米，体重 73 公斤，单从体重指数看并不超标，但是他的肚子明显比较凸出，其实也是需要减肥的类型。由于他主观上没有减肥的意愿，我只是按照调理身体的目的，建议他纠正不良的生活习惯，配合中医健脾益气治疗。半个月后他意外地发现体重居然降了 2 公斤，而且基本上减的全是肚子上的肉，腹部明显变平，人也变精神了。

作为一个专业医生，我想告诉大家的是，减肥并不难，但良好的生活习惯是健康减脂的前提，否则用任何减肥方法都是收效甚微的。

肥胖带给我们的只有坏处

肥胖不仅影响美观，更重要的是它会对身体健康造成不良影响。

① 肥胖的女性不容易受孕

肥胖会影响女性的生殖功能，比如多囊卵巢综合征的典型症状就是肥胖、月经错后，伴有痤疮。肥胖与月经不规律会产生恶性循环，相互影响。如果你不以为然，长此以往还会增加患糖尿病、子宫内膜癌的风险。

② 长期肥胖的人，容易患心脏病

肥胖会让我们的心脏负担增加，甚至心搏骤停，导致猝死的风险增大。而且，长期肥胖的人往往会有气短、心慌的症状，有些人稍微走点路就气喘吁吁，上气不接下气，这是心脏负担加重的表现。

③ 肥胖会使我们的皮肤变差

肥胖会让我们的皮肤变黄、松弛、没有光泽。

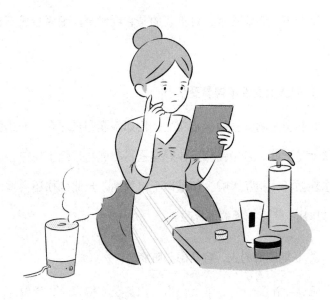

④ 肥胖会对性格产生影响

在临床中我发现，很多肥胖的人（特别是年轻人）有内向、抑郁的倾向，有些人选择吃抗抑郁的药，但抗抑郁的药又会加重肥胖——形成不良循环。

⑤ 肥胖的人，还会伴随着一些其他问题

譬如高血压、高脂血症、糖尿病、高尿酸血症、脂肪肝等，这些疾病往往还会诱发其他疾病产生连锁反应。肥胖日久，对全身的骨骼也是一种挑战，尤其是腰椎和膝盖，都是承重点，长时间压迫，会疼痛或者变形，不能正常走路。

现代医学对肥胖症的诊断标准——BMI

BMI 计算公式及诊断标准

BMI（身高体重指数）的概念最先由凯特勒提出，后由世界卫生组织（WHO）公布，之后就常被用来作为衡量人体胖瘦程度的一个标准。

BMI 的计算公式如下：

$$BMI= 体重（kg）÷ 身高^2（m^2）$$

身体胖瘦的标准对照表

	WHO 标准 （kg/m^2）	中国标准 （kg/m^2）	腰围 /cm （男性）	腰围 /cm （女性）
偏瘦	< 18.5	< 18.5		
正常	18.5~24.9	18.5~23.9	< 80	< 75
超重	25~29.9	24~27.9	80~85	75~80
肥胖	≥ 30	28~30	> 85	> 80
重度肥胖		> 30		

如果很"不幸"，你的 BMI 指数提示你有肥胖倾向，那么证明你真的该减肥了！

Part 2

肥胖分两种：『实胖』和『虚胖』

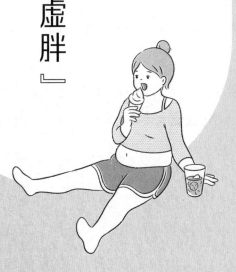

90% 以上的肥胖都是阳虚引起的

肥胖的原因分为两种，一种是实胖，一种是虚胖。从现代人的生活状态来看，大多数肥胖的人都属于虚胖。

传统意义上的"实胖"，它的根源也是"虚"。其实胖胖们很不容易，看起来身形庞大，不知道的还以为是身强体壮，却往往身体疲乏，稍微活动一下就气喘吁吁，这就是体虚的表现。

所谓"实胖"，这个"实"指邪实，就是痰湿、血瘀聚集在体内形成的肥胖，根源在于阳虚——体内阳气不足、推动力差、代谢差，代谢产物都蓄积在血管内（如血脂高、血尿酸高）或血管外，形成水湿、脂肪等。

有人可能会想，我觉得自己平时身体挺好的，怎么就虚了呢？

觉得自己胖的人可以想想，是不是经常感觉乏力、懒得动，一回到家就喜欢躺在沙发上、床上不愿意动？这其实就是身体虚。

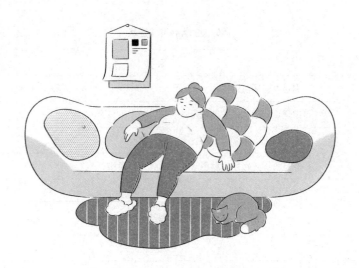

你是不是能坐着就不站着，
能躺着就不坐着？

虚胖的虚是指"阳虚"

与肥胖相关的阳虚，最容易发生的部位在脾、肾，也就是中医说的脾、肾阳虚，二者经常相互影响。

脾阳虚的人有哪些症状

	症状
☐	你是否形体虚胖？
☐	你是否腹部凉，吃完东西肚子胀，消化不良？
☐	你是否大便不规律，或者不成形、黏？
☐	你是否脸无血色，唇色淡，舌头胖大有齿痕？

肾阳虚的人有哪些症状

	症状
☐	你是否形体虚胖或羸弱、神疲乏力、精神不振、活力低下、易疲劳？
☐	你是否畏寒怕冷、四肢发凉、身体发沉？
☐	你是否腰膝酸软、腰背冷痛、筋骨萎软？
☐	你是否性功能减退，易患前列腺炎？
☐	你是否小便清长、余沥不尽，尿少或夜尿频多？
☐	你是否听力下降或耳鸣、记忆力减退、嗜睡、多梦、自汗？
☐	你是否易患腰痛、关节痛？
☐	你是否身体浮肿，腰以下尤甚，下肢水肿？

阳虚为什么会导致肥胖？

脾和肾是一个运湿系统，是身体里天然的"抽水机"，专门把体内的脏水、废水运化出去。

脾负责将水向上运输到肺，然后再经过肺的通调水道、宣发和肃降的功能，将多余水分通过皮肤排出体外。肾则负责气化作用，将多余水分通过尿道排出体外。

而身体内的阳气就像发电机，只有电力和燃料充足，才可以让这个"抽水机"正常运转。一旦电量不足，抽水机无法正常工作，体内就会形成很多脏水、废水，蓄积在体内越来越多，不仅会造成形体肥胖，还会造成身体乏力，就像每天拖着污水在走路一样。

《黄帝内经》说"阳化气，阴成形"，意思是若阳气不足，则体内容易形成多余的水湿，不易排出，不仅会堆积在体内引起肥胖，有些人还容易伴随囊肿、增生、肿块等阴性病理出现。

经过现代医学证实，发现一些癌症肿物与肥胖相关，其实是与阳虚有关，只是西医里没有"阳虚"这个词。

脾阳虚的人有哪些症状

	症状
☐	你是否经常觉得很困、很累？
☐	你是否讲话也没力气，平时不想说话不想动，看见沙发就想坐，看见床就想躺？
☐	你是否下肢沉重，甚至下肢水肿和脸部水肿？
☐	你是否小便不太通畅？

※ 如果上述症状超过 2 条，就证明你可能脾阳虚了

为什么现代人容易阳虚？

临床上，很多人会问我："为什么我身体湿气这么重？"

我就会告诉他们，因为你体内阳气不足，气血差。

他们一般还会继续问："为什么我体内的阳气不足？"

我总结了现代人常见的导致阳气不足的原因，简单分为以下五点。

运动量不足

"动能生阳。"可是现代人无论去哪里都可以开车、坐车，大家想想，当古代没有这么多现代工具时，去一个地方要步行，或者骑马、坐马车，更何况骑马、坐马车还是有钱人才能享受的，普通老百姓全靠两条腿走。我们可以再想想，现在让你走几十公里你能走得了吗？

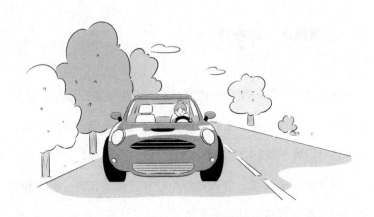

能坐车就不走路的人，
肉都是"懒"出来的

事实上，很多人走不了，走一公里都嫌累。这就是现代人和古人的区别，就算不是跟古人比，跟我们的父辈比，我们的活动量也大大减少了。

中医说，"久卧伤气，久坐伤肉。"前半句是说，总躺着不运动的人脏腑经络的生理功能会减退，损及人体升发之气，阻碍气血运行，出现神疲乏力、肢体倦怠等气虚的症状。后半句是说，长时间坐着易伤脾气，而脾主四肢肌肉，所以久坐会导致四肢部位脂肪堆积。

经常熬夜，吃夜宵……

美国加州大学一项调查研究显示，青少年如果每晚平均少睡 1 小时，在 5 年间，他们的体重指数就会上升。可怕的是，增加体育锻炼不能影响这种熬夜肥。

对于成年人来说，熬夜过程中往往伴随着夜宵。有人说，我熬夜不吃夜宵是不是就不会胖了？错了！不吃夜宵也会有熬夜肥！

　　2017 年，三位研究生物钟基因的科学家获得了诺贝尔医学奖。生物钟基因可以说是长在体内的小闹钟，控制我们的正常昼夜节律。长时间劳动、过重的压力，会对睡眠产生影响，导致睡眠缺乏，最终造成这个小闹钟功能紊乱，影响人体的激素水平、新陈代谢等。我国研究发现，睡眠时间越短，尤其是睡眠时间少于 7 小时，对体重、腰围影响很大。

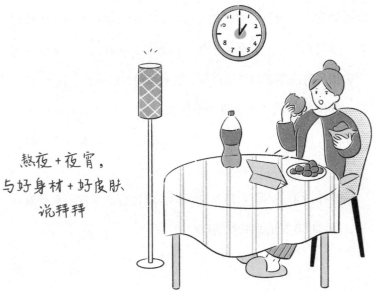

熬夜 + 夜宵，
与好身材 + 好皮肤
说拜拜

我在临床上最怕遇见的就是作息不规律的人，特别是那种上下班没有固定点，每天入睡时间都不一样的人，比如说警察。

曾经我的门诊来了一位年轻女警察，28 岁。因为经常会有突发事件，所以她休息时间得不到保障，我一看她就知道是体虚——腹部及大腿脂肪较多，舌头淡嫩，脉沉细，大便不成形，身体经常感到疲乏。

这样的人要费很大的劲才能把气血代谢稍微调好一点，但也很难完全恢复正常。从中医的角度看，晚上 11 点，是入睡最晚的时间，因为此时身体需要修复和代谢！凌晨 1 点，人体解毒"掌门人"——肝开始工作，如果无法好好运转，你的体内就会积蓄越来越多的垃圾毒素，游泳圈和大象腿就会找上身！

健康的睡眠方式是睡"子午觉"，晚上最晚睡觉时间不超过 11 点，睡眠 7~8 小时，中午睡半小时左右，做到"子时大睡，午时小憩"。

这样一来，不仅可以帮助我们控制体重，维持正常激素水平，还可以降低心血管疾病风险。

人体经络在一天之中，子午流注的循行时间

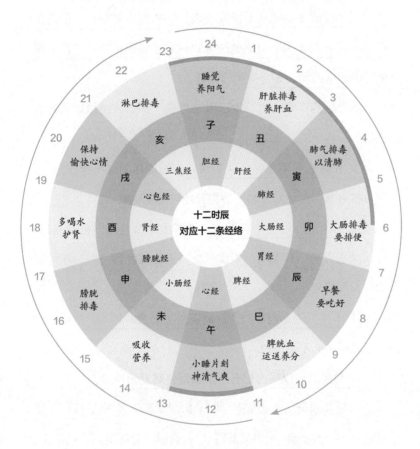

23点~6点是最佳睡眠时间
11点~13点是子午觉时间

大家一定要清楚，健康的生活方式是一辈子的事，不要指望三五天的改变就能从此摆脱赘肉，要想拥有好身材，保持良好的生活习惯尤为重要。通过减肥，养成健康科学且可以长期坚持的生活习惯，才是减肥的关键。

如果因为工作，迫不得已需要熬夜，那么请遵循以下几条建议。

① 在睡觉前不要吃任何东西。在睡前你的胃准备休息了，这时候进食，会导致食物不能很好地被消化吸收。

② 早上起来后喝一杯温水。如果由于某些原因被迫熬夜，建议早起后喝一杯温水，不仅可以一定程度唤醒身体，还可以加快新陈代谢。

③ 不要因为不规律的作息而丧失了必要的运动。适度地增加运动量是必不可少的。

④ 熬夜后可以喝枸杞石斛茶和百合燕麦粥调理。

枸杞补益肝肾，益精明目，《食疗本草》称枸杞可以"补益筋骨……去虚劳。……又益精气"；石斛，养阴清热。可以说，这道茶对于熬夜的人非常适合。

枸杞石斛茶

配方:

宁夏枸杞 8 粒
石斛 5 克

用法:

开水冲泡代茶饮。

叮嘱:

茶饮喝完后,可将枸杞细嚼慢咽咽下。注意此方虽可缓解熬夜伤阴,但根本还是杜绝熬夜,所以久服需咨询专业医生。

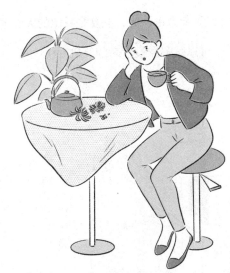

熬夜党必备
枸杞石斛茶,
补充能量,
找回好精神

百合燕麦粥

配方:	用法:
燕麦片 100 克 百合 25 克	把百合用水煮熟，撒上燕麦片搅匀，煮沸 5 分钟。每天早、晚分食。

百合甘寒，可清热生津、养心润肺，适合熬夜虚火旺的人；燕麦能补益心脾，有降血糖、调血脂的作用。同时，燕麦还可以延缓胃肠的排空时间，食用后易于产生饱腹感。美国的《时代》杂志也认为，燕麦是减肥的天然理想食物。食用百合燕麦粥可以缓解熬夜带来的气血亏耗。

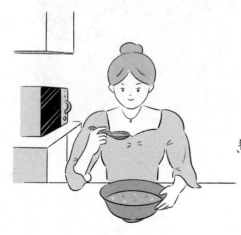

百合降虚火，
燕麦补心脾，
常喝能补回
熬夜带来的血亏

\ 董医生建议 /
---

① 记录下让自己难过的事情，并且正视它，解决它。

② 多接触新鲜事物，让心情开朗。

③ 心情不好的时候，安静地阅读一些有正能量的书籍。

④ 听积极向上或者舒缓的音乐。

⑤ 与大自然多接触，不要总待在室内。

情绪常常不好

随着经济的高速发展，人们的生活压力也越来越大，焦虑、紧张等一系列负面情绪扑面而来，很难排遣。

研究发现，压力会增加体重超标的风险。现代医学认为负向情绪通过升高体内调节压力的激素——皮质醇，进而出现更多的情绪性进食，导致体重上升，特别是女性表现得更为明显。

中医认为，紧张、焦虑会影响肝的疏泄功能。肝如同一个交通警察指挥体内脏器有序工作，如果肝功能异常会影响脾的功能，导致水湿停留在体内，更易形成肥胖。

常食寒凉
· · · · · · · · · ·

阳气是温热之气，凡是属性寒凉的食物，均会导致人体阳气的损伤。

损伤阳气的食物分两类，第一类是温度冰凉的，比如从冰箱拿出来的一切食物。第二类，虽然从温度上来看并不低，但按照中医属性的划分，属于寒凉之品，比如，海鲜、绿茶等。

哪些常见的食物最容易伤阳呢？我们举几个例子。

① 冷饮。天气炎热的时候，男士喜欢喝冰啤酒、冰可乐，而女生喜欢吃冰淇淋。冷饮虽然能让我们一时痛快，但会消耗身体阳气，损伤脾胃。

② 海鲜。有人觉得海鲜都是蛋白质，吃了不长肉，殊不知海鲜属于寒性食物，会损伤脾胃。经常食用海鲜，体内容易生湿，间接造成肥胖。平常湿气比较重、身体寒凉的人最好少吃海鲜。此外，吃太多海鲜的人容易出现胃痛，这也是胃阳受损的表现。

③ 水果。凉性水果有很多，比如，西瓜、雪梨和脐橙等。

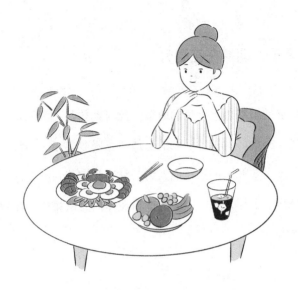

常吃寒凉食物的女性，
肥胖和早衰是你的"终点"

水果虽然能为我们提供充足的维生素，但用水果代替主食是非常不好的习惯。吃太多凉性的水果会损伤阳气，容易引起痛经、月经紊乱等问题。

④　绿茶。红茶是温性的，而绿茶是凉性的。绿茶具有清热降火的功效，适当饮用对身体健康有益，但喝太多，是弊大于利的，会损伤身体阳气。

夏季长期待在空调房

　　夏季是阳气热量十足的时节，此时地热足，太阳也好，是补充阳气的大好时机，我们的身体通过吸收热量、出汗等，可以排出体内寒气。可是现代人为了舒适长期待在冷气房，该出汗的时候不出汗，寒气、湿气郁积在体内无法排出，导致了阳虚的体质。

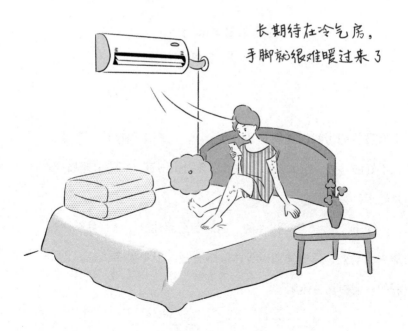

长期待在冷气房，手脚就很难暖过来了

Part 3

有三种瘦身法，哪一种能事半功倍？

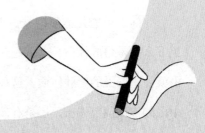

哪种减肥方法效果最明显呢?

"董医生,都有什么减肥的方法呢?""哪种减肥方法效果最明显呢?"……

从事专业减肥领域工作以来,几乎天天都有人在网络和门诊问我这类问题,相信正在看这本书的你也不例外。随着大家对健康的关注和对"以瘦为美"的追求,很多人都在绞尽脑汁地寻找和尝试各种减肥方法,希望能找到一种事半功倍的方法,但是大多都"无功而返",甚至"赔了夫人又折兵"。

当你想减肥时,我想请你首先问问自己几个问题,我是真的胖还是自己太挑剔?我的预期目标是否符合实际?

如果发现自己是真的胖,自己想要达到的目标也不离谱,那你还要想想,我是怎么变成这么胖的?

有的人可能是体质因素,不仅自己胖,家里的长辈也胖,生下来就是易胖体质,这就是现代医学常说的遗传性肥胖——也就是中医说的肥胖体质。这种遗传性肥胖比较难减,但通过中医的方法调节体质,还是有效果的,只是这类人要比一般人付出更大的努力。

　　还有一部分肥胖的人是精神状态不好，睡眠不足所致。也有人是缺少运动，每天吃了睡，睡了吃，或者一天都坐在办公室所致。还有人喜欢大吃大喝，还有人是内分泌因素导致的，比如胰岛素分泌过多，导致脂肪合成过剩，还有人是在服用某些药物之后导致的……

　　弄明白自己肥胖的原因之后，再去选择相应的调理方法，就不至于把减肥成功弄成像买彩票中大奖那样希望渺茫。因为所有的调理方法都是根据病因制订的，只要自己找准病因，将其祛除，瘦下来是自然而然的事。

　　我在读博士期间，对减肥方法做了一个统计研究——把100多位肥胖患者分为三类。

　　第一类，通过纯运动节食减肥。

　　第二类，应用西药减肥。

　　第三类，用中医的温阳、补气、化痰法减肥。

　　下面我将带大家详细地了解一下这三种方法，以便大家理性而科学地进行选择。

运动节食减肥

· · · · · · · · · · · ·

运动节食减肥也就是我们经常说的"管住嘴，迈开腿"，这也是我们谈到减肥首先想到的一种方法。

要想减肥，不外乎就是"少进多出"，就像一个大气球一样，要想让它变小，一种方法是不再吹气，还有一种就是放气。前者就是节食，后者就是运动。但是临床上多数人对这种方法存在很多误区，其实无论选择哪种方法，运动和节食都是必不可少的。

运动减肥

运动的好处大家都知道，从中医的角度，通过运动可以激发我们身体的阳气，而阳气可以温化体内的痰湿。在中医看来，多余的脂肪就是痰湿，运动可以让我们的气血在身体里加速流通，也就是西医讲的加速新陈代谢，可以让体内的痰湿和毒素排出体外。

运动产生热量，可以燃烧脂肪，但是会有平台期，需要坚持。有很多在我这里调治的朋友都说，因为自己急于求成，变"慢工出细活"为"大力出奇迹"。这种方法大家一开始都"慷慨激昂"，但是毕竟这些所谓的"计划"很令人痛苦，很多人坚持了一段时间，就对自己放松了，结果造成了反弹。有些人可能一开始效果比较明显，但是随着平台期的到来，本来就饱受"摧残"的自己就坚持不住了。

因此，为自己制订一个能坚持下去的合理计划很重要，做些自己喜欢做的运动，还要知道自己每个阶段应该做什么。

节食减肥

有这么一句话相信大家都不陌生，不能一口吃成个胖子，但胖子却是一口一口吃出来的。有的人可能是吃得很多，啥都爱吃，吃嘛嘛香。还有的人偏爱一些食物，像大家熟知的油炸类的食物，炸薯条、炸鸡、炸油饼等，以及富含碳水化合物的食物，比如，点心、饮料、奶茶等，这些都容易造成肥胖。

所以，也就有了节食的减肥方法。有人说我定个目标一个月瘦几十斤，每天不怎么吃饭，吃饭就吃一点，饿着自己的肚子，这样行不行？我认为这样不行，而且不仅是做法不行，思想上也不行。

我们要把减肥看作一个细水长流的过程，不要总想着自己一个月瘦几十斤，那样不仅对皮肤不好，也对身体健康不利，可能会造成贫血、厌食、胃痛等。而且有些朋友可能有体会，这种方法一开始效果比较明显，毕竟没吃东西，人体只能消耗自己积累的脂肪，但是过了一段时间，体重变化就不明显了。很多人都很纳闷，其实这是由于长期没有供给充足能量，机体启动了自己的保护机制，会适应性地降低能耗，导致新陈代谢减慢，从而达到一个平台期，此时体重很难下降。

另外，减肥也是一个心理战，不是所有人都能一直对自己这么"残忍"的。尽量不要把减肥搞得很痛苦，我们都不愿意做让自己煎熬的事情。

对我来讲，硬让我饿着肚子，我就受不了。而且多数朋友过了减肥的"三分钟热度"，一旦有了炸鸡、薯条的诱惑，就会报复性地多吃，一些人还会安慰自己"吃饱了才有力气减肥"，这也会导致减肥前功尽弃，甚至比以前还要胖。因为当我们"吃撑了"时，胃部会变得比平常大很多。本来胃像一个橡皮筋一样，是有弹性的，变长了还能恢复原状。但是长时间一直处于撑大的状态，慢慢它就会和长时间拉伸的橡皮筋一样，变得比原来长，对于胃来说就是比原来大了。这个时候我们会发现，以前的食量不能满足我们的饱腹感了，如此恶性循环，怎么可能瘦得下去?

还有一类人为了免遭饿肚子的痛苦，每天还是吃那么多，只不过换成了水煮菜之类的，这也是不对的。影响身体健康自然不必多说，只要不是一直吃水煮菜，就一定会反弹。因为你的食量并没有变小，所以当你恢复正常饮食的时候，吃得像原来一样多，体重会迅速反弹。

因此，根据以上我提到的节食常见误区，我建议正确的节食应该是分阶段制订合理的计划，改善饮食结构以及饮食习惯，而非一味地少吃或者不吃。

节食减肥其实归根到底是"减胃"，我们要让自己的胃"变小"。

首先在饮食习惯上要调整，比如，平时吃东西时要尽量把速度放慢，细嚼慢咽，并且吃八分饱。大家可能都有体会，当吃东西很快时，往往在我们感觉吃饱的时候，就已经吃"撑"了，这样还是没有达到"减胃"的效果。

饮食结构方面，我们可以少吃油腻食物，平时多吃点蔬菜，以及蛋清、豆制品等含蛋白质比较多的食物，控制大米、面粉、粉条等以碳水化合物为主的食物。也可以根据自己的情

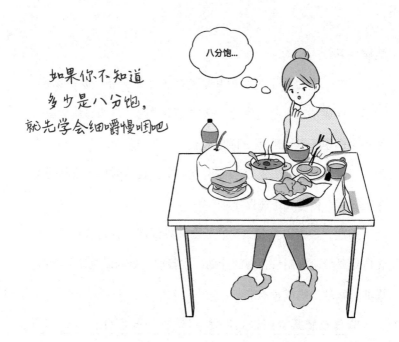

况，适当吃些"好吃的"，这样可以延缓达到平台期的时间，也利于始终"元气满满"地进行减肥。这样下来，就可以既达到减肥的目的，又可以避免营养不良和过度饥饿。

我给我的患者总结的一条比较简单实用的减肥饮食建议是，①不要吃垃圾食品，包括深度加工食品、油炸食品、添加剂很多的食品。②少吃寒凉，寒凉伤脾胃，影响食物消化吸收和代谢，容易长不好的脂肪。③吃饭七分饱，吃得过饱，加重了肠胃负担，不仅长胖还容易衰老。④晚餐尽量减，特别是主食和肉类尽量减，如果实在饿可以吃高质量的纯燕麦片和蔬菜。因为晚上人体代谢减慢，非常容易长脂肪。所以摄入量一定要控制。

关于吃，还有一个问题。有很多人会说："我就见过那种吃很多还不胖的人，特别是那些美食博主，那是怎么回事？"

这种情况，还真不必去羡慕，表面上短期内这些博主因为先天体质的原因没有特别胖，但时间久了身体的问题就来了。第一个问题就是早衰，胃口大的人会给脾胃系统造成很大的负担，久了脾胃功能降低，气血生化出现问题，会比同龄人衰老得更快。第二个问题是早衰带来的局部肥胖，身体有些部位会出现赘肉。这种人脸看起来不胖，但身体其他地方藏着肉，是一种非常不健康的现象。我们看小孩子，他的脸往往是胖嘟嘟的，那是阳气充足的表现。人衰老时，脸上肉少了，身上肉多了，这是阳明经脉衰，气血不足的表现。所以不要羡慕那些吃多少都不胖的人，她们吃的是青春。

此外，还需要提醒大家的是，不管是单纯的运动减肥或者单纯的节食减肥都非常容易反弹，如运动员退役后体重会明显增加，节食后一旦恢复正常饮食体重会比减肥之前更重。所以减肥一定要根据自己的体质制订一个减重原则，而不是用单一的方法。

西药减肥

西药减肥的特点是起效快、效果明显，不足之处是反弹率高、副作用较大。现在常用的有奥利司他、二甲双胍以及利拉鲁肽针剂。

① 奥利司他

西药减肥的原理是通过抑制肠道脂肪酶的活性，减少身体对脂类物质的吸收，从而达到脂肪消耗大于吸收的效果，最终达到减肥的目的。也就是说，我们每天还是像以前那样吃喝，但是其中形成脂肪的物质都被原封不动地排出去了，所以很多人会排脂肪便。我门诊的患者有很多人吃过这个药，她们告诉我，吃这个药的时候最好穿个尿不湿，因为容易拉油。也有一些人因为受不了这个副作用选择停药。

② 二甲双胍

主要是针对胰岛素抵抗而出现糖尿病，伴有肥胖的患者。它可以通过一系列作用，让你面对"满汉全席"，却"心如止水""纹丝不动"，也就是通过抑制我们的食欲，最终达到减肥的目的。

③ 利拉鲁肽针剂

临床上主要用于饮食、运动控制无效的 2 型糖尿病患者。主要是可以抑制摄食中枢，延缓胃排空，进而达到减肥的目的。也就是说，不仅让我们感觉不那么想吃东西，还感觉胃里有东西，减少摄入食物，从而减肥。

需要提醒的是，上述西药均可能导致腹胀、腹泻、恶心等副作用，不建议大家长期服用。

在临床上，有很多选择以上方法减肥却最后失败的案例。我有一位患者，听朋友介绍了一种懒人方法，服用奥利司他。开始确实瘦了一些，但是过了一段时间，出现了腹胀、恶心的副作用，也就没敢再吃。而且随着停药，体重又开始反弹了……

中医辨证论治减肥

中医是我国的传统医学，具有上千年的使用记载，经过了历史的检验和现代研究的检验，具有作用持久、针对性强等优点。而且疗法多样，有中药汤剂内服、外洗，针灸，艾灸，推拿，拔罐，刮痧等，可供想减肥的朋友进行选择。其优势在于因人而异，辨证施治。

人与人的体质不一样，调理的方法也不太一样。所以不能跟风，不能盲目照搬照抄，而需要在中医望、闻、问、切的指导之下进行调理。

只要明确了自己的体质，对症调理，无论艾灸还是拔罐，都能轻松瘦下来

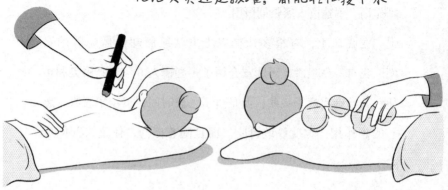

中医辨证论治减肥法事半功倍

为自己量身定制的减肥法才是最好的

2013—2015 年，我对前面提到的三种减肥方法做了一个统计研究——把 100 多位肥胖患者分为三类，第一类是通过纯运动节食减肥，第二类是应用西药减肥，第三类就是用中医的温阳、补气、化痰法减肥。

两个月后，这三组中效果比较理想，副作用少，而且减肥效果持久的还是中医的方法。

不仅如此，中医的温阳补气化痰法大大改善了肥胖朋友的症状，比如，身体困重、神疲乏力、头晕、便溏不爽等。

中医减肥的历史非常悠久，早在《黄帝内经》中就记载了肥胖，如果我们辨证准确、调理得当，会瘦得很轻松。

讲完各种减肥方法之后，大家可能想问我：您推荐哪种减肥方法呢？

我认为"1+3"减肥法是最好的搭配，健康的生活习惯，因人而异的调理方法，合适的运动，以及合理的饮食，也是适用于大多数人的方法。

　　我在临床上治疗的一个姑娘，充分证明了中医辨证论治减肥的优越性。

　　这个患者婚前身体苗条匀称，身高 1.71 米，体重 61 公斤左右。24 岁结婚，由于工作需要，每天坐在电脑前整理各种文件。现在结婚不到 4 年，发现身体逐渐发胖，最初没怎么在意，现在竟然达到 75 公斤。她说她也吃过西药，也节食和运动，效果都不理想。要么瘦得慢，要么有副作用。

　　尽管这样，她也没有放弃，因为她知道肥胖不仅影响美观，而且也容易得糖尿病、心脏病等疾病。有段时间她发现，单位有个和她一起工作的胖嘟嘟的女孩瘦了很多，就很好奇她是怎么瘦下来的。

　　可能是缘分吧，那个胖嘟嘟的女孩正好是在我这里治疗的，效果不错，然后向她推荐了我。

　　作为中医，当然得辨证啊，不能什么人都给同一种药。当时她来的时候，除了体重 75 公斤之外，还说自己白天容易犯困，大便黏。平时饮食以油腻肉食、奶茶饮料为主。她的舌头颜色淡且胖，舌边有齿痕，舌苔白腻。

　　我当时观察她的肥肉多集中于腹腰部、大腿部，用手摸摸没有弹性，肌肤松弛容易下垂。同时，我发现她痰湿象明显，所以我给她辨证为痰湿内盛证，也就是后面我们提到的黄胖胖。

　　根据她的情况，我给她推荐了两个方子：一个泡脚方，一个茶方。

荷叶陈皮山楂茶

配方：

荷叶 20 克
山楂 3 克
陈皮 10 克
薏米仁 3 克

用法：

捣碎后用纱布袋包好，用 200 毫升开水浸泡后代茶饮。每天 2~3 次。

叮嘱： 胃酸过多的人不宜用过多山楂。

二陈汤加减

配方：

茯苓 30 克
法半夏 20 克
陈皮 15 克
甘草 10 克
冬瓜皮 30 克

用法：

用纱布将药材包裹，放入水中大火煎煮至沸腾，小火继续煎 30 分钟，或将上述药材打粉后放入纱布袋里煮水，然后用汤药和热水淹没脚踝泡脚即可。睡前泡 20 分钟左右。

这个泡脚方是二陈汤加减，来源于宋代官修的《太平惠民和剂局方》。痰湿型肥胖的人用此方泡脚，效果很好。

此外，我让她每天配合做揉腹操。

揉腹是我极力推荐给大家的一个减肥又养生的方法，它非常省事，而且作用强大，只要坚持，一定会有意想不到的效果。

中医认为，腹部有五脏六腑，有肝、脾、胃、大小肠、肾、膀胱等脏器分布，因而腹部被喻为"五脏六腑之宫城，阴阳气血之发源"。揉腹可以促进气血运化，调节阴阳，促进大肠蠕动。坚持揉腹可以迅速消除积存在腹部的脂肪，有助于防治肥胖症，还对高血压病、糖尿病和冠心病等疾病有不同程度的调理作用。

按照我推荐的方法调理三个月后，这个姑娘的体重从75公斤降至60公斤，身体不舒服的症状基本消失，到现在也没有反弹。

中医的特点在于因人而异、辨证论治，所以我们在尝试中医减肥方法的时候，要辨别自己属于哪一个类型的肥胖，或者去找个中医医生看看，为自己量身定制一套减肥的方法，毕竟适合自己的才是最好的。

揉腹操

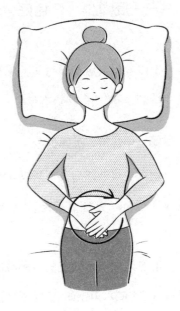

姿势

仰卧位、站立位、坐位均可。

方法

① 摩腹。

将手互搓大约 36 下，再将发热的手心贴在肚脐中心，小范围的摩擦腹部。

② 揉腹。

以肚脐为中心，手暖后两手重叠，围绕肚脐顺时针方向揉，范围由小到大，适当加压。每天早晚各 1 次，每次约 10 分钟。

叮嘱

合理饮食，细嚼慢咽，每次吃七八分饱。少食油腻、多吃蔬菜，杜绝各种饮料和垃圾食品，不要熬夜，每天锻炼身体 30 分钟。

董氏"1+3"减肥法比其他减肥法好在哪
——反弹少、气色好、无肌肤松弛

下面我给大家简单分析一下相对于市面上的减肥方法，董氏"1+3"减肥法的优势有哪些。

第一个优势：反弹少

就在我写书期间，不断收到类似这样的信息："董医生，快救救我吧，我是反复减肥，反弹严重，减了十几年，胖了十几年。"

很多人尝试市面上的各种减肥方法，比如，生酮饮食、断糖饮食、CRD 减肥法、GM 减肥法、泻药减肥……，他们用后也都觉得有一定效果，但是一旦停止，就反弹严重，而且比之前更胖，一次比一次难减——这是因为有些极端的减肥方法打破了身体的平衡，造成身体的报复性肥胖。更可怕的是，有些方法会造成身体机能的衰老，得不偿失。

大家会发现，我在书中介绍的减肥方法第一步，一定要对胖胖们进行辨证分类，看他是属于哪一种类型的，找准胖的原

因是最主要的。第二步，给大家提供综合的治疗方法，原则是
"1+3"，根据每一种胖胖的分型，结合生活习惯、饮食、运动，
给出对应的调理方法。这本书也介绍了非常详细的食谱及运动
计划，都是非常柔和的，不会对身体造成极端的伤害。

　　我在临床工作这些年来，发现用我的方法减肥的人反弹极
少。有一个 21 岁的小女孩是我几年前的患者，她之前是 95 公
斤，非常自卑，不敢逛街买衣服，但是后来用我的方法减到了
63 公斤。

　　她本身就年轻，皮肤弹性很好，所以减完整个人就像整容
了一样，完全大变样。前段时间，她母亲身体不好，来找我调
理，她也来了。她说她这几年一直没有反弹，而且好像已经不
是易胖体质了，免疫力也变得好很多……

第二个优势：气色会越来越好

　　有很多第一次来找我减肥的人，会开门见山、毫不客气地
问一个问题："你的方法包瘦多少斤呢？"

　　我一听就知道这人的减肥思路是不对的，减肥不光是看体
重，体形和精神状态同样很重要。有些人即使体重减了，从电

子秤上看数字是好看，但气色却越来越差，面色发暗，皮肤松弛，看起来不仅没有变美，而且还变衰老了，这样减肥有什么意义呢？

对于这样的问题，我通常会回答："我不包瘦多少斤，但只要减下去的人我包她气色会越来越好，没有一个气色变差的。"这是因为我的方法是从根本上解决体虚和湿气、血瘀的问题，人不仅会减重，而且精神状态和气色也越来越好。

我有位患者，是个刑警，体形肥胖，肚子大，全身皮肤黑，嘴唇颜色也黑，有时候还会胸闷憋气，对他的辨证是属于典型的黑胖胖。我给他用书中的方法治疗了一个多月，他的体重减了十几斤，他媳妇都说他白了（身上的皮肤都白了），面部没有以前油腻暗沉了，嘴唇也变粉红了——这是很典型的气色变好的例子。

第三个优势：不会出现减肥后皮肤松弛的现象

用了很多减肥方法之后，体重虽然减掉了，但是皮肤松弛严重，特别是脸上的法令纹看起来又深又长。试问，这样的减肥有什么意义呢？

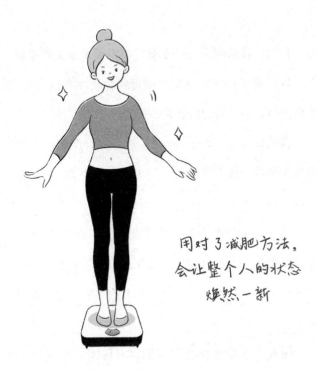

用对了减肥方法，
会让整个人的状态
焕然一新

通过"1+3"方法减肥成功的人，不仅不会出现皮肤松弛的现象，相反很多人还会觉得皮肤紧致了，这是为什么呢？

我们的方法非常注重脾胃功能，而皮肤肌肉的松弛与脾胃功能、气血关系密切。"脾主肌肉"，如果脾胃功能好、气血充足，则皮肤肌肉都会有弹性和光泽，这种紧致和光泽是从内到外的，不同于现在的热玛吉和水光针，是在相对表浅的地方。

　　我的门诊曾经来过一个做完切胃手术减肥的患者，是位女性，她出现了严重的腹部松弛现象，还伴有气短乏力，肤色、唇色偏白，是典型的白胖胖类型。

　　我给她用了"1+3"减肥法进行综合调理，一个月后她欣喜地告诉我，腹部肌肉皮肤比之前变紧致了，而且体重也降了五六斤。

　　通过以上这些介绍，我希望大家对减肥有一个正确的态度。减肥是一个综合调理的过程，不要急于求成，也不要片面追求减下来的斤数——不仅仅是看数字的变化，更重要的是看人的变化。

　　用我为你推荐的方法减肥，有可能体重变化不大，却会被周围的人说瘦了很多——脂肪分布正常了，代谢正常了，体脂率正常了，就会看起来瘦，看起来比之前美，这才是减重的意义。

Part 4

三个胖胖的故事

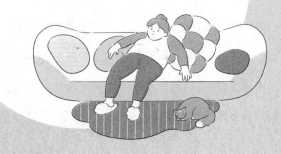

在门诊，我见过许多苦于肥胖来寻求帮助的朋友，随着经手的病例越来越多，我总结了一种简便而独特的董氏肥胖分类法——白胖胖、黄胖胖和黑胖胖。

这个分类简单明了，容易理解，而且基本涵盖了大部分的肥胖类型。朋友们可以对号入座，看看自己是属于其中哪一类型的肥胖。

这三种胖胖形成的根源都是"本虚标实"，只是从表现上有寒气、湿气、血瘀的侧重点不同。

"本虚"是因为饮食不注意、生活不规律等各种原因导致阳虚（脾肾阳虚），时间久了会引发多脏腑都虚。在"本虚"阶段，很多人可能身体没什么大的感觉，往往不会在意，随着时间推移，"标实"就产生了（主要体现在多痰多湿，也可见源于痰湿而发展为痰瘀或血瘀）。

饮食、作息 不正常	阳气亏虚	痰湿内生	痰湿生变 或兼发痰瘀、或兼发血瘀等

　　总之，肥胖的主要衍变规律为：饮食、作息、情绪不正常
→阳气亏虚→痰湿内生→痰湿生变 (或兼发痰瘀，或兼发血瘀
等)，主要病变部位在脾肾和肌肤，病理关键构成为痰湿。

　　在调理时，要针对肥胖形成衍变链的各环节采取阻断措
施，从根本上改善痰浊内生的病理基础，杜绝肥胖化生之源。

　　"白胖胖""黑胖胖""黄胖胖"都是由阳虚产生的，但病
理原因不一样。同时他们也可以转化，比如，白胖胖时间久了
可以发展成为黄胖胖，甚至黑胖胖。黑胖胖通常是属于比较严
重的一类胖胖，常常伴有体内的内分泌紊乱，容易发生胰岛素
抵抗、性激素异常等。

你是白胖胖吗？

白胖胖的特点就是看起来偏白，唇色白，没有血色。肤色白，没有光泽。

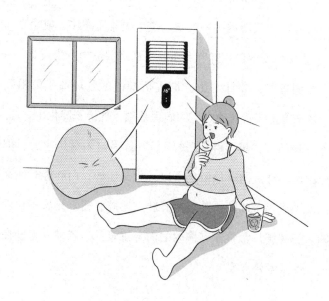

不要嫌弃你的肉肉，
它们是觉得你的身体太寒了，
过来保护你的

　　我遇到过很多肥胖的人，有的人平时特别注意饮食，吃得很少，但逢年过节回来整个人就像被吹了气一样，胖得不得了，让人惊讶这到底是吃了多少……

　　他们也会抱怨："其实我什么也没吃，喝水都长肉！"这就是典型的白胖胖。

白胖胖形成的原因：阳虚

　　白胖胖的肥胖是阳虚导致的，阳虚会让体内生寒，所以才造成了肥胖。

　　体寒与阳虚的关系极其密切。阳虚可以表现为体寒，体寒容易进一步伤阳气——白胖胖是典型的虚（脾肾两虚）胖。

　　人体的脂肪有一个非常重要的功能，就是保暖。当你吃了一些寒凉的食物或长期处于温度低的地方时，身体就会开始长脂肪——为了给身体保暖。像北极熊的身体就有厚厚的脂肪，因为它生活在比较寒冷的地方。

　　也就是说，当我们的身体觉得冷了，就会长脂肪来保暖。现在有很多女性，别的地方不是特别胖，但她的腹部和大腿比较容易堆积脂肪，这就是宫寒造成的。如果小腹突出，说明她的子宫非常寒，所以这里会堆积很厚的脂肪来保暖。

中医认为"寒为阴邪，易伤阳气"，我们体内的寒气一多，自身的阳气就会受到损伤。最先受损的就是"脾阳"，"脾阳"是帮助我们消化的主力军。大家想想，如果主力军受损了，我们天天吃那么多东西，废物都蓄积在体内，身体怎么能好呢？只能越来越胖啊！

常见导致体寒的原因

① 先天因素

先天因素包括在孕期的妈妈食用过多寒凉食物，或者胎儿早产等。

② 大量使用抗生素

在中医看来，凡是苦的东西一般都是寒的。吃过消炎药的人都有体会，消炎药都是苦的。所以大量使用抗生素会造成体寒，阳气不足，非常伤脾胃。

③ 喜欢吃泻火药

有很多人有点便秘或者口腔溃疡就喜欢吃泻火药，其实大多数时候都用错了。泻火药只针对少数的实热证，千万不要随便乱吃，否则会伤了阳气，形成寒性体质。

④ 晒太阳少

现在的人都喜欢待在室内，不喜欢户外运动，殊不知，太阳好的时候，特别是夏天（但不要中午正热的时候出去大量运动），如果能有一定的户外活动是非常好的补阳驱寒的方法。

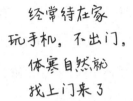

经常待在家
玩手机，不出门，
体寒自然就
找上门来了

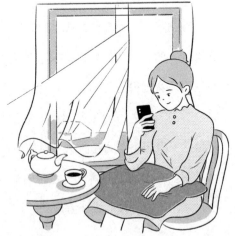

⑤ **从事的工作比较紧张，压力大**

工作占据了我们平常生活的大部分时间，如果工作环境紧张，造成情绪波动大，精神不放松，会耗伤阳气，造成阳虚体寒的体质。

我在临床中发现一个现象，<u>长期不运动，不在室外活动，不适当晒太阳的人，往往都会有阳虚体寒的现象</u>。

白胖胖的特点有哪些?

特点一：肤色偏白，缺少光泽

"白胖胖"，大家单纯从字面意思很容易理解为"白"+"胖"的组合。的确，我们好像都对这类人有种"白胖白胖"的固有印象，还会觉得这样形容挺可爱的。恰恰相反，被我归入"白胖胖"的人肤色方面虽然偏白，但是这个"白"缺少光泽，有些是偏于虚弱病态的苍白感。假如是女孩子，如果她没有带妆，可以明显看出来她的唇色也是发白的，整体显得气色差，而不是大家印象中讨喜的唇红齿白的胖娃娃形象。

健康的肤色有两个特点：①红润 ②有光泽

"红润"依赖皮肤血液循环好，也就是中医说的血足。"光泽"就是气足的表现，一个气足的人，面部光泽度就好。所以有时候看一个人健不健康，看光泽度比看颜色更重要。

而白胖胖因为体寒，导致气血凝滞，没有办法顺利输送到肌肤表面，造成皮肤没有血色，缺乏光泽。

需要强调的是，白胖胖中的"白"的概念是与"黑"相对而提出来的，指的是偏白或偏黄这类浅淡的肤色，并不是特指"白皮肤"。毕竟我们是黄种人，天生肤色白皙的人还是相对较少的。

特点二：精气神差，睡眠质量差

白胖胖的另一个十分明显的特征是精气神差，讲通俗点就是日常生活中比较"懒"：一是不爱主动说话，即便别人提问，也不爱回答，多说两句就觉得累。二是懒得动弹，觉得多一事不如少一事，能不动则不动。还特别容易觉得疲乏，无论做什么事情都是一副有气无力的样子，如出去逛街，还没走半条街就累了，平时也是站没站相，坐没坐样，总是要倚着靠着寻个支撑。

　　原因是当体内有寒的时候，寒气会阻碍身体内各个脏腑的功能正常运转，就像机器没有油，没有办法运转，或者运转很慢，人自然看起来就没精神。白天没精神，容易疲乏、走神等，晚上睡觉质量还不高，虽然是睡着了，但没有办法补充消耗的精力，起来还是疲倦的。

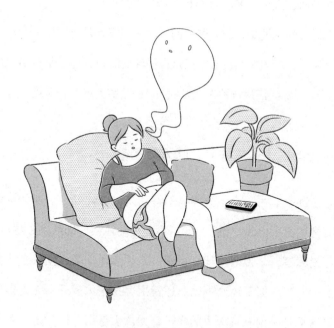

机器没油就不能动，
人体有寒会懒得动

生活中多多留心观察就会发现，阳气足的人一眼就能看出不一样，神清气爽，姿态挺拔，聊天都很活跃，而白胖胖则恰恰相反。

特点三：容易出现水肿

体寒的人还容易出现水肿，这也是白胖胖比较明显的表现。

体内的热能在排湿中扮演着重要的动力角色，热量不足则动力不足，湿气在体内积聚就会引起水肿。

我们早晨起来可以观察一下自己的眼皮和小腿的皮肤有没有紧绷感和十分明显的肿胀，如果有则说明水肿了。

不过，有的人晚上八九点以后饮水过多又没有起夜的习惯，第二天也会出现比较明显的水肿。这需要大家自己根据生活习惯去判断，不要盲目对号入座。

特点四：容易出现腹胀、大便不成形

另外，白胖胖吃东西容易出现腹胀的情况或大便不成形。

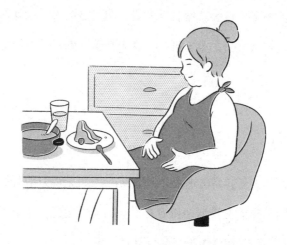

吃得不多，肚子却大得如怀胎三个月？
其实你不是胖，你是虚

　　体寒容易影响消化功能。从中医角度讲，"胃喜温不喜凉"，如果体内寒气过重则影响脾胃的正常运化功能，吃进去的东西不能被完全消化吸收，大部分都"顽固"地囤积下来，所以白胖胖会觉得可能吃得并不多但肚子依然胀很久。这也直接导致了排便问题，食物没有被消化吸收，而且本身气虚难以固摄，大便就会出现滑脱和不成形。

特点五：白胖胖腰以上怕热，腰以下的部分是凉的

看到这，也许有人就要提出新的疑问，为什么身体内部这么寒，我还觉得热或者很怕热呢？怎么还很喜欢吃冰淇淋或者喝冷饮呢？

这是一个十分常见的误区，很多人都犯过。

白胖胖怕热，并不是因为真的自身体热而觉得热。恰恰相反，是因为体内过寒，导致体内、体外的温差大，所以一般人不觉得热的温度，对于他们来说会有些难以忍受。

我举个简单的例子，夏天我们在空调房待久了突然走出去，第一反应是外面热浪滚滚，热气扑面而来。反而是一直待在室外环境的人已经习惯了这个温度，身体内的体温调节逐渐平衡了内外温差，所以并不会觉得太热。

空调房内外的温差可以来类比人体内外的体感差异，这种差异会让你更容易比别人感觉到热，表现出对温度升高的敏感，误以为自己怕热，一旦觉得热了就想办法降温解暑。但是实际上你已经进入了一个无解的恶性循环中——贪凉加重了体内的寒，寒气积聚，反馈给身体错误的信号，身体就会增加脂肪来

加强保暖，你就会不知不觉地长胖。

总结来说，白胖胖是腰以上怕热，腰以下的部分是凉的。

我们已经了解了这个恶性循环，判断方法就简单了许多——用手摸摸自己的小腹，正常体质的人肚子是暖暖的，脑袋是凉凉的。白胖胖正好相反，他们的小腹寒凉，脑袋会发热。

是不是白胖胖，看看舌头就知道

你可以对着镜子观察自己的舌象或采取给舌头拍照的方式，需要注意伸舌时放松自然、光线充足这两点，以免造成太大的误差。

白胖胖的舌象主要有三个特点。

一是胖大舌。

这种舌要比正常舌头宽大而厚，伸出来时会与唇同宽。

二是齿痕舌。

齿痕舌大多是以胖大舌为基础，舌头伸出来宽而厚，导致舌体的两侧边缘受牙齿压迫留下明显的齿印。

三是舌苔白腻。

先分辨舌苔的颜色，这时候要注意自己之前有没有吃过易于染色的食物，如桑葚。我们需要观察自然状态下的舌苔颜色——白胖胖的舌苔是白色的，舌苔质地通常是腻苔，薄厚不定，覆在舌面上。

白胖胖常见的体形是苹果形身材、全身胖体形

白胖胖的体形大部分都是腹部肥胖的苹果形身材，这是为什么呢？

这就要引出导致肥胖的另一个关键因素——寒。我在临床遇到的许多肥胖的女性，全身整体来看很匀称，最多是微胖的程度，但是唯独腹部，脂肪严重堆积，突出明显，这就是宫寒造成的。

脂肪是人体不可或缺的一部分，它除了有供给和储藏能量的重大使命，还要负责保暖御寒。

立秋有个习俗叫"贴秋膘"，秋风一起，食欲与温度就呈现出截然相反的变化，所以冬天大多数人都会发现自己胖了。

从这个例子举一反三来看宫寒导致的肥胖就比较容易理解了。白胖胖的寒气集中在中下焦，即肚脐及以下的小腹，我们常常会觉得腹处由内而外的发凉，长期下来，身体的自我调节机制觉得腹部太冷了，就要长出或者堆积大量脂肪来取暖保温，所以最终腹部的脂肪十分突出。

通常，白胖胖的常见体形为苹果形身材、全身胖体形。

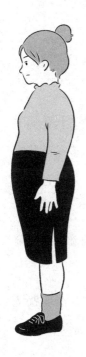

① 苹果形身材

肚子大（苹果形身材）形成的原因，是体寒比较严重。这种人通常阳气不足，女性还伴有宫寒、内分泌失调、月经不调等问题。男性通常伴有代谢综合征，血脂、血压、血糖容易升高。

这类肥胖多与不良饮食习惯有关。此外还受激素影响，雄性激素会让大量脂肪在腹部囤积，另外女性进入更年期，激素紊乱也会促进脂肪堆积，久而久之便形成了肚子大的苹果形身材。

② 全身胖体形身材

全身上下都很胖的人，几乎没有腰部曲线，有的壮胖，肉紧实。有的虚胖，肉松弛。

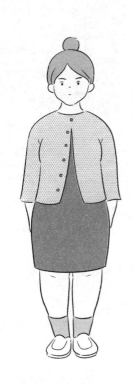

全身肥胖的人，通常是先体虚，脾胃功能失调，代谢下降，累积了过量的脂肪形成全身性肥胖。这类人会比同龄人显得成熟，比同龄人显老。

有些人由于遗传因素所致，有些人则由于后天暴饮暴食，吃高脂高热量的食物及垃圾食品，加上运动少，作息不规律，造成阳虚体寒体质，导致脂肪大量堆积在全身。

白胖胖自测表

想知道自己是不是白胖胖，可以对照下方表格来自测一下。

白胖胖的自测表

	症状
☐	你皮肤没有光泽，没有血色，偏白吗？
☐	你精神比较差，懒得说话吗？
☐	你睡觉醒来会有眼睛肿的现象吗？
☐	你会感觉腹胀，消化不良吗？
☐	你胃脘部及手脚发凉吗？
☐	你吃完凉的东西，容易腹泻（拉肚子）吗？
☐	你腰部及腰以下摸着发凉吗？

※ 超过 5 条，而且症状很明显，就可以证明是白胖胖啦。

白胖胖的调理方法有哪些？

白胖胖调理方法一：
服用清朝减肥名方"火土两培丹加减"

我之前在电视台做一档养生节目时，有一位长相非常可爱的美女嘉宾告诉我，她就是肚子摸上去凉凉的，来大姨妈时还会痛经。她的身高是 1.6 米，体重是 79 公斤，面部及后背容易出汗，容易疲乏，懒得动，有时候还腰痛，大便不成形，舌象是胖大舌。

通过症状分析，她属于白胖胖的类型，一派虚象。

白胖胖的朋友想要减肥，温阳祛寒是很重要的。

身体阳气充足了，全身的气血循环起来，营养物质得以吸收，垃圾废物排出体外，身体各部位的功能就都好起来了。

后来通过我给她开的方子调理，两个月她就瘦了 15 公斤。

我给她开的方子就是在著名的火土两培丹上加减的。

火土两培丹加减

配方：

人参 15 克	白术 30 克
茯苓 10 克	薏苡仁 30 克
芡实 30 克	熟地 30 克
山茱萸 12 克	北五味子 5 克
杜仲 15 克	肉桂 10 克
砂仁 6 克	益智仁 5 克
白芥子 15 克	橘红 5 克

用法：

水煎服，砂仁后下。每日 2 次，每次 150 毫升。

火土两培丹是清朝的医家陈士铎创立的专门用于减肥的一个方子。陈士铎在《石室秘录》里明确提出"肥人多痰，乃气虚也。"他指出，胖人的湿气多因为阳虚有寒，所以治疗上要温阳补气。

这个火土两培丹就是专门为补肾、健脾而设立的减肥方，可以从根上让体内多余的水分代谢掉，调节体质，从而实现减肥的目的。

此方中的人参、白术是补气佳品，茯苓、薏苡仁可以祛湿。

芡实、熟地、山茱萸、北五味、杜仲、益智仁补肝肾。

砂仁、白芥子、橘红温阳化气。

此方中最妙的是用了肉桂，肉桂是一味热药，可以补命门心包之火。中医认为，"心包之火足，自能开胃以祛痰；命门之火足，始能健脾以祛湿。"在此方中，肉桂发挥其宣通的作用，让水湿无处聚集，这样自然能瘦身减脂。

白胖胖调理方法二：按揉气海、关元、足三里

有一天我出门诊，来了一位 40 多岁的大姐，我问她哪里不舒服。

她告诉我："董医生，你看我这脸，也不知道从什么时候开始每天都肿得像个大馒头，我自己都觉得我的眼睛就剩一条缝了。你看我这手，手指肚都是胀胀的。"

我发现她的脚面也肿肿的，9 月份穿的瓢鞋都把脚面勒出一道印记，而且整体看上去身高大约在 1.6 米，体重在 65~70 公斤，四肢不胖但是肚子圆圆的，舌头胖大还有齿痕。她描述自己整天懒得动，上个楼都得歇一歇，爱出汗，话说多了都上不来气，睡眠也不好，吃得不多但好像喝凉水都长肉，想通过中医的方法改善现在的症状。

她也是典型的白胖胖，阳虚体质，体内有寒，代谢无力当然喝凉水都会胖。我在前面提到了白胖胖想要减肥，温阳祛寒加补气是很重要的。

因此，我给她开了几服药，又推荐了几个祛寒补气的要穴，让她回去坚持按揉。

① 足三里穴

取穴方法：找到膝眼的凹陷处，四个手指并拢，将食指放在膝眼处，小指对应的地方就是足三里。

或将大拇指与四指垂直，四指竖直，大拇指放在髌骨的上外缘，中指对应的地方就是足三里。

按摩方法：点按足三里穴会有很明显的酸胀感，当有了这种感觉再揉，一次点揉30圈，重复5次为一遍，每天按摩3遍。按摩结束会感觉到局部发胀，双腿轻松。

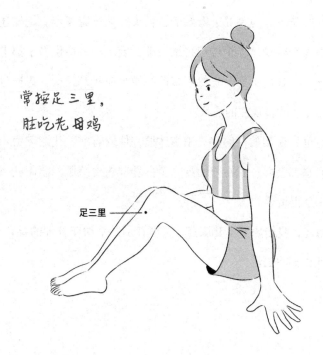

常按足三里，
胜吃老母鸡

足三里

② 气海穴

取穴方法：气海穴位于我们的肚脐正下方。把食指和中指并拢，横行放在脐下，中指下缘与脐下正中线交叉的位置就是气海穴。

按摩方法：用我们的食指和中指的指腹点按在气海穴上，顺时针方向点揉，不要摩擦皮肤。每次 3 分钟，每天按摩 3 次，就能起到很好的补气作用。

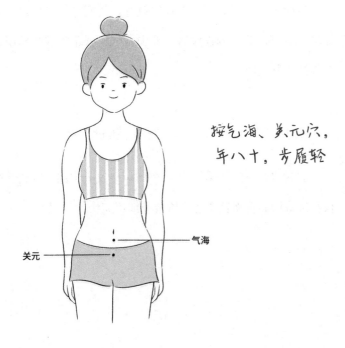

按气海、关元穴，
年八十，步履轻

关元　气海

③ 关元穴

取穴方法：关元穴也在我们的肚脐正下方，位于气海穴下两指的位置。朋友们可将四指并拢放于脐下，小拇指下缘与脐下正中线的交点即为关元穴。

按摩方法：可用点揉气海穴的方法点揉关元穴。或躺着时，双手的四指叠加，同时按揉气海与关元两个穴位。每次 3 分钟，每天按摩 3 次。

按摩关元、气海穴可以补中益气，再配以足三里穴，三穴相辅相成可以起到调理脾胃、补中益气、扶正祛邪的作用，对白胖胖尤其适用。

白胖胖调理方法三：喝补气减脂代茶饮

2019 年夏天，我在杭州一个国际会议上讲课，讲到体寒不仅会造成肥胖，而且会造成情绪抑郁等症状。

　　台下有一位美国华侨听了我讲的内容，他觉得这些症状跟他妻子很像，于是在他妻子回国后，他们专程坐飞机来找我。我看过他夫人后，首先觉得她气色不太好，脸色偏白，缺乏血色，有色斑。他妻子身高 1.62 米，体重 80 公斤，腹部及大腿脂肪较多，腰膝酸软，夜尿多。其次她说自己平时情绪不是太好，容易悲观消极，脉象是脉沉无力，舌象胖大。

　　我给她辨证属于白胖胖，需要温阳化气，但是国外煎煮中药不方便，我就推荐给她一款代茶饮。她拿回去喝了一个月感觉精神大好，体重瘦了将近 5 公斤，情绪不再那么低落了。

　　现在我把具体的方子推荐给大家。

补气减脂代茶饮

配方：	用法：
黄芪 6 克 白术 10 克 茯苓 6 克 肉桂 10 克 砂仁 3 克	置于砂锅内，加开水 400 克，盖严，煮半小时，砂仁在出锅前五分钟放入，倒出饮用，温服。或者开水冲泡代茶饮用即可。每日 2~3 次。

需要注意的是，如果身体没有气虚的症状，则不能随便服用此方，否则容易导致胸闷等气机壅滞症状。饮用前可先看舌头，舌苔越白越适合。如果是红舌头，饮用后容易上火。如果不会看，可以找专业的中医帮忙判断。

黄芪，是临床补气最常用的一味中药，孕妇也能喝，可以补气、消肿，提高体内代谢和转化。

白术，可以健脾益气，燥湿利水，消水肿。

茯苓，是长在松树根上的，《本草纲目》记载茯苓有松的神灵之气，伏结而成，所以也叫茯神。此药一直被慈禧太后所钟爱，慈禧太后一生用过很多养生的中药方剂，据统计，出现频率最多的是茯苓。它属于祛湿药，具有利水渗湿、健脾胃、宁心神的功效，对肥胖、失眠等均有一定功效。

肉桂，药性大热。《神农本草经》记载："味辛，温。主百病，养精神，和颜色，为诸药先聘通使，久服轻身，不老，面生光华，媚好常如童子。"就是说肉桂有改善气血面色，并让人精神十足、身轻如燕的功效。

砂仁，非常适合体寒的人。传说很久以前，广东阳春市发生了牛瘟，耕牛一头一头地病死。唯有蟠龙附近的耕牛，头头健壮力强。牧童们纷纷说："这儿生长一种结果实的草，牛很喜欢吃"。老农们摘下几粒果实，放口中嚼之，一股带有香、甜、酸、苦、辣的气味冲入脾胃，感到十分舒畅。这就是阳春砂仁的由来。砂仁一直以来是宫廷养生佳品，治疗胃寒有奇效，如果有体寒的人，就算闻一闻砂仁，也会顿时觉得神清气爽，肠胃舒适。

白胖胖调理方法四：用温阳散寒泡脚方泡脚

遇到不愿意喝汤药，也不愿意花太多时间来做穴位按摩的患者，我会给她们推荐一个非常好用的祛寒泡脚方——温阳散寒泡脚方。此方不仅可以减肥，还有利于脾胃消化功能的健康，对精神、气色都有很好的改善作用。

温阳散寒泡脚方

配方:

干姜 30 克
透骨草 30 克
艾叶 15 克
花椒 5 克

用法:

将此方煎煮 15~20 分钟后（也可以将上述药材打粉装到纱布袋里煮水），倒入盆内，药液没过脚踝为宜。泡洗时间不宜过长，同时温度不宜过高，身体微微出汗即可。一服泡洗方可以用 2 天，每周泡 2~3 次，每次泡 15~20 分钟，坚持泡效果才好。

叮嘱:

大便干燥秘结的人不宜使用，有严重心脏病、糖尿病的人不宜用过热的水温长期泡脚。

方中的干姜由生姜晒干之后制成，是治疗脾胃虚寒的常用药。

我曾经有一位患者，24 岁，是一个有名的音乐制作人。他有一个比较麻烦的问题，就是一直胃寒，症状是消化不良，吃完东西之后容易胃胀，容易吐。他的父亲是一位西医医生，给儿子治疗了两年却没有什么好转，于是找到我看中医。我一看他的舌象非常白，舌质比较嫩，手脚冰凉，手指甲颜色也白，给他辨证是脾胃虚寒，阳气不足。在给他针灸的同时还配合了汤药，而这个方子只有一味药，那就是干姜！

我让他用 10 克干姜泡水喝，每天只要想喝水就喝干姜水。半个月后，他的症状明显好转，又经过几个月的巩固，身体基本恢复正常了。所以，只要辨证准确了，用非常普通的方法就可以治大病。

透骨草，也是温性的药，不仅可以祛寒，还可以通达全身筋骨，一般我会建议患者泡脚的时候用一些，可以帮助筋骨血液流通。透骨草也有非常传奇的来历。秦朝末年，刘邦、项羽对阵决战。刘邦逃走时，跌落山崖，扭伤了腰腿，无法动弹。幸好有樵夫路过，樵夫告诉他："我去采一味药给你治病。"最终刘邦用了这味药恢复了健康，后来封赏了樵夫，并问："你给我用的草药叫什么名字？"樵夫说："乡野之人只知道有草，不知道其名。"刘邦说："我敷用的时候感觉到一股热流穿透周身的骨头，莫不如就把它叫作透骨草吧！"这就是透骨草的由来。

艾叶，具有温经散寒的功效，所以辨证属于白胖胖的人均可使用。

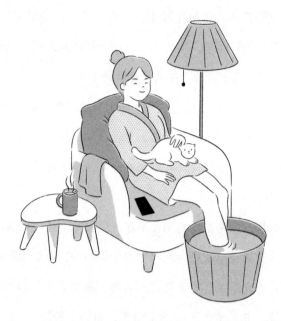

睡前泡泡脚，
气色好，肉不找

花椒，除了是一味调料，也是一种中药材，用于泡脚可以祛湿，有利于减肥。

这几味药加在一起坚持泡一段时间，对身体很有好处。对于有阳虚体寒的白胖胖能从根本上缓解阳虚症状，帮助减肥。

适合白胖胖的专属经络操

　　我给白胖胖推荐的经络操，是传统功法"八段锦"中的"两手攀足固肾腰"和"背后七颠百病消"两式。

　　第一个动作能够牵引腰背部，激发督脉气血。督脉在中医里叫作"阳脉之海"，督脉一活跃，全身的阳经也就跟着活跃了，身体里的阳气也都有精神了。

　　与此同时，这个动作还能够对腰脊部（肾区）进行摩运，从外部达到温肾的效力。

　　肾是一身阳气之本，通过这个动作能够很好地激发、调动全身阳气去进攻"寒邪"这个敌人，达到散寒的效果，从而提高减肥效果。

　　第二个动作比较简单，但是大家不要小看这个简单的动作，它不仅在上提下颠的过程中刺激了后背的督脉，更重要的是，它能够在上提的过程中，引领全身阳气汇聚至百会穴。

　　百会穴是"三阳五会"，也就是全身阳经汇聚的地方，它能够引领一身阳气，就跟中控室一样，能够指挥调动兵力。阳气有了主心骨就能够"指哪打哪"，寒邪也就无所遁形了。

"两手攀足固肾腰"

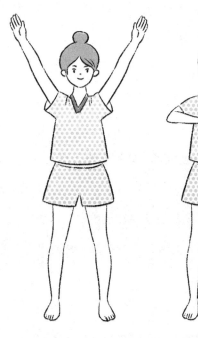

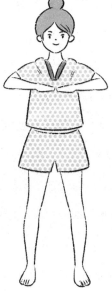

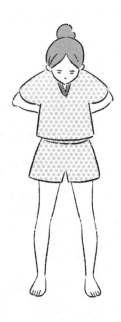

① 自然站立，两足平开，与肩同宽。同时两掌指尖向前，两臂上举至头顶。

② 两臂曲肘，两掌下按于胸前，掌心朝下，指尖相对，稍停顿。

③ 翻转掌心向上，顺势两掌绕胸部至背部。

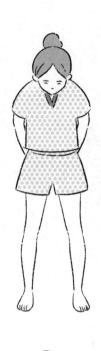

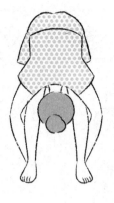

⑤ 双手继续沿小腿后向下摩运直至脚跟。

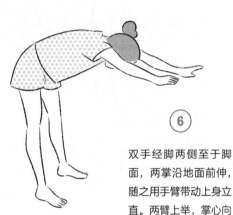

④ 两掌心顺势向内，沿脊柱两侧向下摩运至臀部，随之上半身略微前俯。

⑥ 双手经脚两侧至于脚面，两掌沿地面前伸，随之用手臂带动上身立直。两臂上举，掌心向前，回复至动作1。

要点

① 此式共做 6 次，后两腿膝关节微曲，两掌向前下按置腹前，掌心向下，指尖向前，目视前方。

② 两掌向下摩运要适当用力，至足背时放松腰部，沉肩，两膝伸直。

③ 向上起身时手臂要主动上举，带动上半身立直。

"背后七颠百病消"

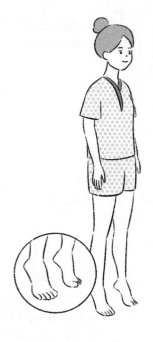 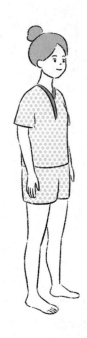

①

两脚跟提起，头上顶，稍停顿。

②

同时目视前方，脚跟下落，轻震地面。

要点

① 一起一落为一次，共做 7 次。

② 上提时脚趾抓地，脚跟尽力抬起，两腿并拢，百会穴上顶，略停顿。

③ 脚跟下落时轻轻下震，同时沉肩，舒臂，放松。

给白胖胖的一日三餐食谱

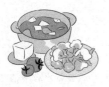

适合标准体重在 45~55kg　　1200 Kcal（千卡）食谱参考

早餐	菜品	醋熘卷心菜（卷心菜 120 克）
	蛋类	枸杞蒸蛋（鸡蛋 1 个、枸杞 5 个）
	主食	花生杂粮浆（花生 5 克、桂圆 2 个、血糯米 20 克、糙米 20 克破壁）
	加餐	牛奶一杯（150 毫升）
午餐	菜品	① 蒜泥上海青（上海青 80 克） ② 青椒炒腐竹（青椒 80 克、腐竹干 25 克） ③ 乌鸡虫草花汤（乌鸡肉 35 克、虫草花 50 克、党参 5 克）
	主食	藜麦黑豆饭（大米 20 克、藜麦 20 克、黑豆 10 克）
	加餐	苹果（100 克）
晚餐	菜品	① 蒜泥茼蒿（茼蒿 80 克） ② 红椒炒荷兰豆（红椒 50 克、荷兰豆 100 克） ③ 三丝银鱼羹（银鱼 40 克、海鲜菇 30 克、胡萝卜 20 克）
	主食	燕麦小米饭（燕麦 20 克、大米 10 克、小米 10 克）

备注：全天用油 20 克、盐 6 克。

适合标准体重在 55~60kg   1400 Kcal（千卡）食谱参考

早餐	菜品	大白菜拌木耳（白菜 80 克、水发木耳 50 克、核桃 10 克）
	蛋类	牡蛎蒸鸡蛋（牡蛎 20 克，鸡蛋 1 个）
	主食	蒸芋头（200 克）
	奶类	纯牛奶（牛奶 150 毫升）
	加餐	枸杞柠檬茶（300 毫升）（枸杞 10 粒、柠檬 20 克）
午餐	菜品	① 香菇菜心（广东菜心 100 克、香菇 1 朵） ② 葱爆羊肉（大葱 100 克、羊肉 50 克） ③ 小炒豆腐干（青椒 50 克、豆腐干 50 克）
	主食	藜麦小米饭（藜麦 20 克、小米 30 克、大米 10 克）
	加餐	樱桃（150 克）
晚餐	菜品	① 热拌莴苣丝（莴苣 80 克、胡萝卜 20 克） ② 小青菜炒白菇（小青菜 100 克、白菇 20 克） ③ 鲫鱼丝瓜汤（鲫鱼 80 克、丝瓜 100 克）
	主食	血糯米饭（大米 10 克、血糯米 20 克、黑米 20 克）

备注：全天用油 20 克、盐 6 克。

适合标准体重在 60~70kg　　1600 Kcal（千卡）食谱参考

早餐	菜品	芥菜煮鸽子蛋（芥菜 80 克、鸽子蛋 60 克）
	主食	补气粥（黄芪 5 克、枸杞 5 克、大米 15 克、糙米 25 克、黑豆 10 克）
	奶类	纯牛奶（牛奶 250 毫升）
	加餐	腰果（12 克）
午餐	菜品	① 菠菜拌枸杞（菠菜 100 克、枸杞 10 个） ② 西红柿豆腐汤（西红柿 150 克、嫩豆腐 200 克） ③ 茭白炒牛肉（牛肉 80 克、茭白 100 克）
	主食	红豆紫薯饭（大米 40 克、红豆 20 克、紫薯 50 克）
	加餐	草莓（300 克）
晚餐	菜品	① 酱浇秋葵（秋葵 80 克、红椒 10 克） ② 蒜蓉西蓝花（西蓝花 100 克、胡萝卜 20 克） ③ 韭菜炒蛋（韭菜 80 克、鸡蛋一个）
	主食	红枣黑米饭（大米 20 克、黑米 20 克、红枣 10 克）

备注：全天用油 20 克、盐 6 克。

适合标准体重在 70~80kg　　1800 Kcal（千卡）食谱参考

早餐	菜品	热拌西蓝花（西蓝花 150 克、泡发木耳 50 克）
	蛋类	鹌鹑蛋（60 克）
	主食	南瓜馒头（100 克）
	奶类	羊奶（250 毫升）
	加餐	党参苹果茶（300 毫升）（党参 10 克、陈皮 2 克、苹果 50 克）
午餐	菜品	① 蒜泥大白菜（150 克） ② 蒸茄子肉末（茄子 100 克、肉末 20 克）
	主食	杂蔬焖饭（大米 50 克、糙米 25 克、胡萝卜 20 克、火腿 25 克、青豆 25 克）
	加餐	柑橘（150 克）
晚餐	菜品	① 菠菜拌玉米粒（菠菜 100 克、玉米粒 20 克、核桃 15 克） ② 芹菜炒香干（芹菜 150、香干 50 克） ③ 盐水虾（基围虾 100 克）
	主食	荞麦面条（干荞麦面 65 克、西红柿 150 克）

备注：全天用油 20 克、盐 6 克。

—　董医生建议　／

① 每一种加餐喝的茶都可以根据自己的体质在相对应的
食谱替换。

② 不可多吃的食物：苦瓜、黄豆芽、白萝卜、山楂、荸
荠、西瓜、梨等。

③ 药食同源食材如党参、黄芪、大枣、甘草等只能用在
相对应体质食谱，不可替换。

延伸阅读一：什么是"气"？

刚刚讲了白胖胖的故事，说实话，大家读过之后就会发
现，核心还是阳虚、气虚。但是大家对于气或许还不是很了解，
我周围的很多朋友总会和我说：你们中医什么阴气、阳气、精
气的，还有什么气虚、气逆啥的，根本听不懂。

因为血大家能看到，能摸到，是鲜红、温热的，而气看不
见也摸不着，现在我就给大家通俗易懂地讲讲吧。

中医的气，核心是一种构成人体和维持人体生命活动的基
本物质之一。打个比方，汽车有发动机、汽油，就像人有五脏

六腑、有血液，这是物质基础，人体的五脏六腑相当于汽车的发动机，人体的血液相当于汽油。而汽车要发动最重要的一步，是需要打火后汽油经过燃烧产生的能量才能推动汽车转动。这个汽油燃烧推动发动机的过程就相当于我们身体的气在帮助身体代谢的过程，它是一种能量的体现。所以气是帮助大家维持生命活动的，是一种能量！

气还有一个特点，就是它运动不息，跟空气一样。中医说的气是在体内的，之所以运动不息，就是因为它要帮人体完成很多功能，像呼吸，就需要肺气的帮助，消化需要脾气的帮助，心跳需要心气的帮助。而且这个气不是单一作战，它们是一个团队，一有困难了就一起去帮忙。

这个气跟人一样，也有不舒服的时候，也会偶尔发个小脾气，它们这一折腾可好不了。如果我们今天工作累着了，晚上还没吃好饭，就会气虚，咱们会觉得整个人非常累，回到家就往那一瘫，不想说话，吃饭也不消化了，也萎靡不振了。如果上班气着了，气不顺了，就成了气机不畅，像气逆、气陷、气滞都属于这种，咱们肯定也跟着生气上火、头晕脑涨的，哪哪都不得劲。

因此，中医的气是很奇妙的，大家要多多了解啊！

延伸阅读二：俗话说的"被气胖"，是怎么回事？

白胖胖里还有一类相关性肥胖，在临床中很常见，却经常容易被忽视，其实病因也是阳虚体寒引起的——阳虚容易肝郁，从而导致肥胖。

我们发现临床很多有抑郁倾向的人容易肥胖，这类人往往也是因为体内阳气不足，导致生命没有活力，总爱郁闷、焦虑。

中医认为，肾是水，肝是木，水是生木的，肝由肾所生，肾阳不足容易导致肝气郁结（爱生气）。而经常生气，会导致消化功能下降，从而形成湿气，最终导致肥胖。

有人会问：消化功能下降不是应该变瘦吗？怎么会变胖呢？

这就是中医的绝妙之处，同样的病因却会导致不同的症状发生。比如，同样是脾胃功能差，有些人可能会便秘，有些人则会腹泻；有些人会肥胖，有些人体形消瘦。很多问题的病因是一样的，治疗上叫作"异病同治"。

　　我有一个朋友，今年 39 岁，她的体重比结婚前增加了 15 公斤，原因就是她总和家人吵架。每次吵架，她都像火山一样爆发，歇斯底里，需要很长时间才能平静下来。在没完没了的发怒中，她的身体像被充了气一样迅速增肥，而且这种发胖都集中在上半身，腿反而比较细。

　　人往往一生气，就爱吃东西，缓解情绪郁闷，但是这时候脾胃功能并不好，极易造成脂肪形成，而且生的气容易往上跑，有句话叫"怒发冲冠"就是这个道理。

　　西医有一个名词叫"压力性肥胖"，与这里说的被"气胖"很接近。

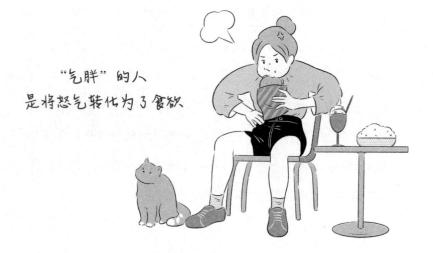

"气胖"的人
是将怒气转化为了食欲

德国的研究人员曾经对 100 多位青少年进行了为期 3 年的追踪调查，结果表明青少年情绪失控会造成体重增加。

情绪和体重看似风马牛不相及，实则不然，中医认为"怒伤肝"，人一生气，肝气就很旺盛。比方说生气的表现首先是胸口血流加速，说话声音变大。这是为什么？因为肝火烧起来了，只有通过怒吼或者摔东西这些过激的粗暴行为才能将胸中这股闷气给喷出来。

当肝气过急，就会导致脾胃功能损伤。这时候吃下去的食物很难消化，会成为脾胃额外的负担，变成水湿等垃圾。而且人心情不好时，总是偏爱一些口味很重的食物，比如，辛辣刺激或者甜腻的食品，这些食物不好消化，都含有很高的热量，所以生气的时候吃东西更容易变胖。

① 被"气胖"的人，首先要学习控制自己的情绪

我们在家里或工作单位中，面对复杂的人际关系与工作压力、精神紧张等，难免会产生不良情绪，造成各种气机不舒畅。这就需要我们正确看待这个问题，不要过于纠结一些事情，心态要放平和。

② 被"气胖"的人，可以常喝解气的玫瑰疏肝茶

玫瑰疏肝茶

配方：

玫瑰花 8 克
陈皮 8 克
橘核 6 克
乌梅 3 克
麦冬 6 克

用法：

① 茶具可以用瓷器、陶器，也可以用玻璃茶具。
② 将水烧开，用开水冲泡代茶饮，宜热饮。

叮嘱：

玫瑰花有泻下的功用，若饮用后有腹泻的症状，可将玫瑰花的量减少一半。

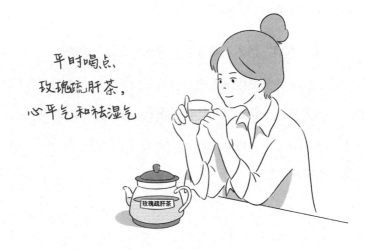

平时喝点、
玫瑰疏肝茶，
心平气和祛湿气

方中的玫瑰花不仅可以疏肝解郁，而且可以活血化瘀；陈皮性温，可以振奋阳气，醒脾祛湿；橘核能让气散开；乌梅酸，专门入肝；麦冬是微甘甜的。这道茶口味酸甜，可以让我们的脾气变得柔和，不那么容易动怒。

③ 随时按摩解气穴：期门、太冲、行间

我在临床中发现，配合穴位按摩来调节情绪的作用甚至比吃一些药物更管用。我给大家推荐一些穴位，在家里可以自己按摩。

期门穴

位置： 平卧位，自乳头向下数两个肋骨间隙，按压有酸胀感处即是期门穴。

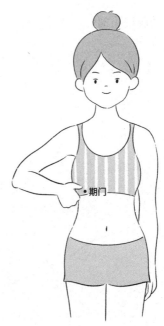

常按期门穴，
和所有的烦恼说拜拜

方法： 找到这个穴位之后，把拇指放在穴位上，揉按 10 分钟左右。力度不要太重，左右两侧交替按揉。

功效： 期门穴是肝经的募穴，也就是肝气汇聚之处，经常按摩，对于缓解这种压力性的肥胖，效果是比较理想的。

太冲穴

位置： 足背侧，第一、第二足趾跖骨连接部位的凹陷处就是太冲穴。

或用手指沿着足部母趾、次趾之间的夹缝向上移压，能感觉到动脉应手的位置即是太冲穴。

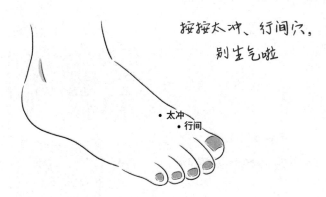

按按太冲、行间穴，别生气啦

太冲
行间

方法：用拇指指腹按压 5~8 分钟，按压力度可稍大，以有酸胀痛感为佳。若按压时有明显压痛感，可以调整力度，以微痛为宜，循序而进。

功效：生气时按太冲穴，效果往往立竿见影。

中医认为，肝为"将军之官"，主怒。人生气之时，肝也会受到影响，太冲这个肝经的原穴便会显现出一些信号，表现为有压痛感等。

大腿赘肉过多的人，最好用拇指从肝经腿根部推到膝窝曲泉穴 100 次左右。通常推经络会有些痛。

行间穴

位置：第一、第二脚趾中间向脚背画一条线，线上大概两寸的地方就是行间穴。

方法：以一手无名指或中指指尖掐按行间穴，掐按的幅度以能耐受为度，留意避免掐破皮肤。每日早中晚各一次，每次 2~3 分钟，两边行间穴更替掐按。行间与太冲配合使用，对缓解肝火上逆，效果更佳。

功效：清泻肝火，疏肝理气，熄风潜阳。

什么是黄胖胖？

黄胖胖的主要病根在脾胃，中医讲究取类比象，将脾胃对应了长夏之季，对应了湿邪。在颜色上对应的是黄色，黄胖胖的特点之一是肤色萎黄。

之所以这样划分，是因为古代人认为黄色的东西（像玉米、土豆、山药等）能够补养脾胃，它们之间能够互相对应，就像长夏的时候，我们体内的湿气会重是一个道理，十分奇妙——这就是黄胖胖的来源！

黄胖胖脸上通常是油油的，仔细观察会发现，他们的面色都不好，看起来有点淡淡的黄色，也没有什么光泽——油光遮盖了本身的皮肤的光泽。而且这类人舌苔比较厚腻，小便也是黄的……

在三种肥胖类型中，黄胖胖是最常见的类型，因为现代社会有湿气的人居多……

黄胖胖形成的原因：体内湿气重

黄胖胖的肥胖是由于体内湿气比较重所致，而湿气重是由于消化不好导致的。

黄胖胖主要是吃得多，大家可能会想，既然吃得多，少吃点不就可以了吗？

但是黄胖胖想节食太难了，他们坚持不下去，因为自身食欲太旺盛了，总是管不住嘴，他们对于食物有点如饥似渴，像

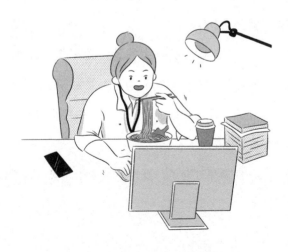

湿气重的人长胖，
是因为他们对食物如饥似渴

上瘾一样。别人一天三餐就够了，他们一天五餐，有时候还要再来顿消夜，平时也是零食不离身……

其实，这是一种病态，中医叫作"胃强脾弱"，说的就是这个人吃得特别多，但是消化不好。

黄胖胖的胃能力强，来多少吞多少，但会一直饿，别人的胃吃着吃着就满了、饱了，黄胖胖的胃来者不拒。

但是脾在旁边可就累得够呛，本身脾就不太强健，工作量还大，吃进来这么多，天天加班，越加班越疲惫。久而久之，吃进来的东西消化不了，运化能力越来越差，体内的湿气、垃圾排不出去，就会越来越胖。

这就好比一个老板租了一大块地，盖了个食品加工厂（胃），能装好多好多原料（食物），但是等盖完房资金周转不灵了，进的机器（脾）都比较破，利用原料效率特别低，就会造成原料都囤积在仓库里。

久而久之，食物都过期了，发烂发臭成了垃圾，人肯定就越来越胖了！

导致湿气产生的常见原因：

① 喝凉水太多

平时喝温水是没有问题的，但是喝凉水或喝冰水太多，会导致水从体内出不去，从而留在体内形成湿。

② 吃太多甜的东西

中医讲甜是"甘"，"甘"是入脾的，吃过多甜味的东西会对脾造成负担，伤脾生湿。所以，现在针对减肥、抗衰老有一种说法叫"控糖计划"，也不是完全没有道理的。

③ 环境太潮湿

居住在水边或阴暗潮湿的一楼，或从事的工作是与水长期打交道，都比较容易在体内形成湿气。

④ 五脏出问题

进入体内的水，是靠人体内脏正常运转才能排出去的。如果一个人身体虚弱，五脏功能弱，比一般人更容易在体内形成湿气。

⑤ 晚上洗完头，不干透就睡觉

人在睡觉的时候阳气入里，身体表面没有了阳气的保护，此时如果皮肤上还有水湿就非常容易深入到体内去，而且很难清除。

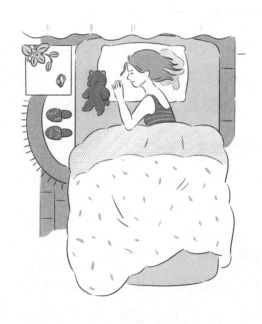

洗完头不吹干就睡，
湿气就会悄悄溜进身体里

同样是体内有湿气，但留在体内的湿气不同，祛湿的方法也不同。我们将黄胖胖的湿分为三种：痰湿、湿热、寒湿。其中痰湿是基础，如果湿加上寒就是寒湿，如果加上热就变成湿热，我们在调理时要学会辨证。

痰湿型黄胖胖的特点有哪些？

在湿的分类中，痰湿是最为常见的，也是基础。

体内有痰湿的人有时候会消化不良，甚至出现恶心感。有这种湿气的人，有的是胃强脾弱，胃口极好；还有一部分人会自己控制饮食，但喝凉水都胖。如果一个人经常有这种无缘无故的恶心感就要注意，可能是体内的痰湿太多了。

体内有痰湿的表现

根据湿气聚集的部位不同，痰湿体质的人会出现以下症状。

① 体形肥胖，头脑昏沉，嗜睡，头重如裹

如果湿气滞留在头面部，湿气阻碍气血运行，则容易导致

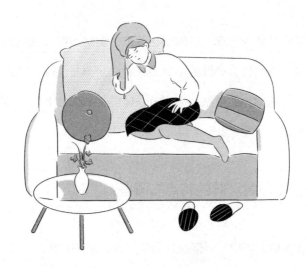

湿气走，才能精神来

水油不平衡，造成头面部油腻，而且有"头重如裹"的感觉，即头被一块湿布缠住的感觉，有人还可能出现眩晕。男性还容易脱发，我们说的"中年油腻男"其实是由于体内有痰湿造成的，看起来不清爽，身体还沉重。

我们发现有一些人，大家坐在一起聊天，或者一起开会，他不知不觉就睡着了。还有的人，开车会睡着！我曾经遇到过一个患者就是这样，她开着车竟然睡着了，跟前面的车追尾了，还好当时车速比较慢，没有发生重大的事故。所以，痰湿重、特别容易犯困的人，千万不要开车或者从事一些需要高度集中精力的事情。

② 四肢沉重

如果湿气滞留在四肢肌肉，则会感觉四肢沉重，不想动。可以想象一下，你的身体里面长期存在这种泥浆脏水，你做什么事都背着一桶水，能不沉重吗？而且这种沉重还会给心脏造成负担。

③ 胸闷，气短乏力

如果痰湿聚集在胸肋部，则阻碍身体内部气机，会出现胸闷胁胀或气短的现象。

我在临床上遇见很多肥胖伴有气短的人，这种气短吃补气药是不行的，越吃越觉得胸闷气短。这种人的气短是由于湿气阻碍气机运行了，所以用化湿的方法才管用。

④ 女性白带异常、月经不调或不孕症等，男性前列腺疾病等

如果痰湿在下焦，则容易引发泌尿生殖系统疾病，女性出现

白带量多、浑浊，月经周期不正常等，而男性容易出现前列腺肥大、增生，排尿不畅等症状。

⑤ 舌头胖大，舌苔厚

舌头一般有点胖大。舌苔比较厚，呈颗粒状，颜色不算紫，有的表现为淡红色，主要就是舌苔偏厚腻。

大家可以自己对照一下，如果体内存在痰湿，就可能有这些表现。

痰湿型黄胖胖自测表

	症状
☐	你体形肥满松软吗？
☐	你感到头脑昏沉、嗜睡吗？
☐	你皮肤油脂分泌多吗？
☐	你感到身体沉重不轻松或不爽快吗？
☐	你感到胸闷或腹部胀满吗？
☐	你嘴里有黏黏的感觉吗？
☐	你平时痰多，特别是咽喉部总感到有痰堵着吗？

※ 如果大家体内存在痰湿，就有可能有这些表现，一旦有了这种信号，我们就要及时调理。

痰湿型黄胖胖要怎么调理？

痰湿型黄胖胖调理方法一：喝陈皮茯苓荷叶茶

陈皮茯苓荷叶茶的药理是什么呢？

痰湿型黄胖胖，通常脾虚，且有水湿。方中的陈皮是一个燥性的药，我们可以把它想象成一个烘干机，它可以把多余的水湿之邪从身体中除掉，同时陈皮又有健脾的作用，很好地对应了痰湿型黄胖胖。

方中茯苓是食物也是药物，可以祛湿气。因其味甘淡，淡渗利水，所以可以用于面肢浮肿，及痰湿诸症。此外它还可以健脾和胃，宁心安神。

我们在前面说过痰湿的运化需要脾胃阳气的作用。荷叶是味轻清芳香的药，芳香有醒脾的功效。同时荷叶有升发清阳的作用，一方面能激发人体的阳气，一方面能让水湿动起来，水湿一动起来就更容易干。所以，荷叶也起着很好的辅助作用。

陈皮茯苓荷叶茶

配方:

陈皮 15 克
茯苓 20 克
荷叶 10 克

用法:

将上述药材打粉,用纸袋包好,用开水泡着喝。也可以将其放入杯底用开水冲泡,荷叶可以后放,以减少荷叶芳香的耗散。

方子中的三味药,药性都相对平和,适合基础性痰湿的人,对寒湿、湿热的黄胖胖药力不够。

我几年前接诊了一个痰湿型黄胖胖的患者,他当时来的时候有 80 公斤。他跟我说他用过很多方法减肥,像节食、大量运动、吃减肥药等,每次都是当时很见效,最多的一次减下去了将近 15 公斤,但只要不坚持就立马反弹,有时甚至比以前更胖了。

他和我说不是他意志力不够,主要是这些减肥方法要么太痛苦,要么太费钱了,一两个月还可以,一年一年地坚持,是真的坚持不下去。我听他说完,也觉得确实如此,减肥不是几天的事情,它很需要时间。那有没有比较人性化的方法呢?

当然有，只要知道自己属于哪种类型的肥胖，对症治疗不仅效果好，而且不痛苦，能坚持下去。

我看了一下这个患者情况，他的舌头很胖，而且上面有一层厚厚的舌苔。他说他口中总有黏黏的感觉，而且总感觉恶心，感觉身体没力气，总睡不醒。

这个症状就是典型的痰湿型黄胖胖的表现。我当时给他开了调理身体基础的方子，还嘱咐他平常喝这个陈皮茯苓荷叶茶。他现在是 65 公斤，而且也没再反弹了。

为啥呢？其实，只要让脾胃恢复运化功能，就不会产生过多的垃圾，这样身体就慢慢恢复正常了。

痰湿型黄胖胖调理方法二：喝茯苓薏米水

茯苓薏米水

配方：

薏米 50 克
白茯苓粉 30 克

用法：

将薏米洗净，放入锅中加适量清水煮粥。待粥熟，再加入白茯苓粉，熬煮沸即成。每日 2 次，早晚温服。

茯苓能够利小便，祛湿，消水肿。薏米能够利尿，消水肿，健脾和胃，止腹泻。

茯苓与薏米合用煮成的茯苓薏米水，可以帮助身体排出多余的湿气，改善排尿不顺畅的症状，帮助身体消除水肿，起到利水减重的效果。

痰湿型黄胖胖调理方法三：用二陈汤加减泡脚

祛湿泡脚方

配方：	用法：
茯苓 30 克 法半夏 20 克 陈皮 15 克 甘草 10 克 生姜 30 克	将上述药材先浸泡 15 分钟，然后放入 2 升水中煎煮至沸腾，改小火继续熬煮 40 分钟。过滤后的汤药加 40 度热水至淹没小腿肚进行足浴。

这个泡脚方是二陈汤加减，是治疗痰湿病的基础，来源于宋代官修的《太平惠民和剂局方》，很多化痰的方剂是在其基础上加味而成。本方名为"二陈"，是因为方中有陈皮和法半夏两

味药，这两味药越陈越好，所以名为"二陈"。

法半夏辛温而燥，治已生之痰，又治生痰之源；陈皮亦是常用治痰之药；茯苓健脾渗湿，使水湿从下而去；生姜解半夏的毒性，又能和胃化痰。痰湿型黄胖胖可以经常用这个方剂泡脚，能显著减轻痰湿症状，起到祛湿减肥的效果。

痰湿型黄胖胖调理方法四：喝冬瓜荷叶鸡汤

冬瓜荷叶鸡汤

配方：	用法：
冬瓜 50 克 荷叶 10 克 党参 6 克 黄芪 6 克 老鸡 100 克 盐少许	所有食材洗净。老鸡切成块，热水汆烫。冬瓜去皮，切成块状。将以上食材全部放入瓦煲，注入适量清水，小火慢煲，其间适当调味即可。

此汤中冬瓜可以利水消肿，荷叶可以健脾减肥，少量党参、黄芪可益气，从而起到健脾益气、祛湿、减脂的作用。

适合痰湿型黄胖胖的专属经络操

痰湿比较像泥浆水，是身体里多余的废料和体内正常的水液结合而成的东西。脾胃是一个大的消化工厂，不仅能消化食物，而且能运化水湿。

给大家推荐"五禽戏"中的"熊戏"，它分为两式："熊运"和"熊晃"。"五禽戏"这种功夫主要是以模仿五种动物的动作体态为核心，不仅如此，五禽还分别对应着身体中的五脏，而熊正好对应脾脏。

首先第一式"熊运"，通过手握空拳对腹部的上下左右四个点进行有序的挤压按摩，来起到对脾胃的按摩作用，从而健运脾胃。而第二式"熊晃"，通过上肢以及髋关节的运动带动下肢运动，从而使身体四肢肌肉进行和缓的运动。

中医讲"脾主肌肉四肢"，通过强壮四肢肌肉同样可以起到补益脾胃的作用。刚才也和大家说了咱们的脾胃是运化痰湿的核心，"熊运"和"熊晃"两式联合起来可以从内外两方面助益脾胃，脾胃功能一旦强健了，体内的废物和湿气也就都能正常运化了，痰湿也就不攻自破了。

"熊运"

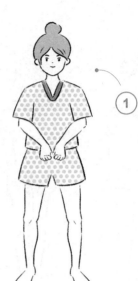

1 双腿屈膝，两掌握空拳成"熊掌"，放置于肚脐下方，拳眼相对。

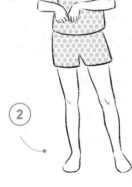

2 以腰、腹为轴，双手沿肚脐顺时针，右、上、左、下，画一个圈。

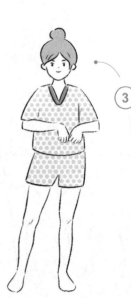

3 然后，左、上、右、下，再画一个圈。

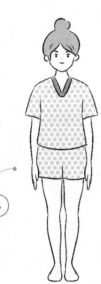

4 做完最后一个动作，两拳变掌下落，自然垂于体侧，两腿并拢站立，目视前方。

"熊晃"

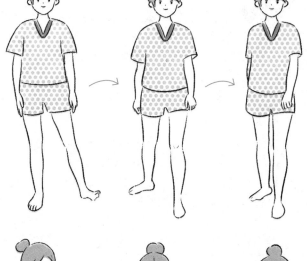

① 身体重心右移，左脚勾脚提髋。松膝，重心前移向左腿，全脚落地。双手握拳，左拳向前，重心前移。

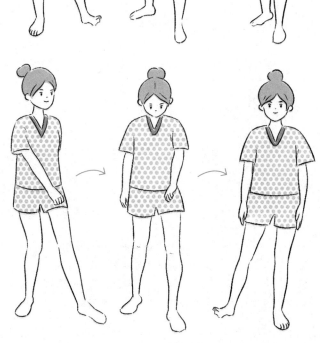

② 重心后移，右拳向前摆，左拳向后拉。再重心前移，左拳向前。反方向动作。右脚勾脚提髋。

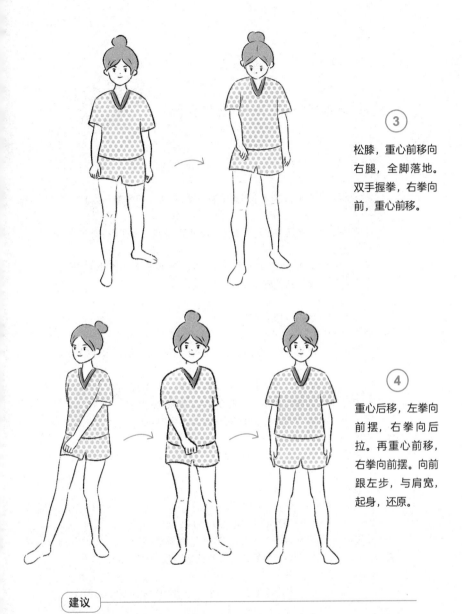

③

松膝，重心前移向右腿，全脚落地。双手握拳，右拳向前，重心前移。

④

重心后移，左拳向前摆，右拳向后拉。再重心前移，右拳向前摆。向前跟左步，与肩宽，起身，还原。

建议

痰湿型黄胖胖，可以早晚练习这两种动作各一次，每次约 10 分钟，可以起到健脾祛湿的作用，有助于减肥。

给痰湿型黄胖胖的一日三餐食谱

适合标准体重在 45~55kg　　1200 Kcal（千卡）食谱参考

早餐	菜品	花生酱浇汁油麦菜（油麦菜 50 克、花生酱 5 克）
	蛋类	双彩蒸蛋（鸡蛋 1 个、青菜丁 10 克、胡萝卜丁 5 克）
	主食	薏米杂粮浆（薏米 20 克、荞麦 5 克、赤小豆 15 克、白芝麻 3 克）
	奶类	牛奶（150 毫升）
	加餐	决明子茶（300 毫升）（决明子 5 克、苹果 50 克）
午餐	菜品	① 蒜泥卷心菜（卷心菜 80 克、红椒 20 克） ② 清炒冬瓜（冬瓜 80 克、香菇 25 克） ③ 洋葱炒牛肉（洋葱 80 克、牛肉 40 克）
	主食	赤豆藜麦饭（赤小豆 20 克、藜麦 20 克、大米 10 克）
	加餐	木瓜（100 克）
晚餐	菜品	① 白芍菜心（菜心 80 克） ② 西芹香干（西芹 80 克、香干 50 克） ③ 西蓝花拌虾仁（西蓝花 80 克、虾仁 40 克）
	主食	小米山药饭（小米 25 克、大米 10 克、山药 50 克）

备注：全天用油 20 克、盐 6 克。

适合标准体重在 55~60kg　　1400 Kcal（千卡）食谱参考

早餐	菜品	凉拌萝卜丝（白萝卜丝 150 克、红椒丝 10 克、核桃 10 克）
	蛋类	蒸鸡蛋（1 个 ）
	主食	玉米棒子（200 克）
	奶类	纯牛奶（150 毫升）
	加餐	苦荞大麦茶（300 毫升）（苦荞 3 克、大麦 2 克、苹果 50 克）
午餐	菜品	① 蒜泥鸡毛菜（鸡毛菜 100 克、百叶丝 50 克） ② 彩椒炒丝瓜（彩椒 50 克、丝瓜 100 克） ③ 黑胡椒牛排（牛排 80 克、黑胡椒少许）
	主食	茄汁意大利面（小西红柿 50 克、意大利面 65 克）
	加餐	蓝莓（100 克）
晚餐	菜品	① 上汤娃娃菜（娃娃菜 150 克、胡萝卜 20 克） ② 热拌三丝（莴苣丝 100 克、红椒丝 20 克、杏鲍菇 30 克） ③ 白木耳炒蛋（泡发白木耳 50 克、鸡蛋一个）
	主食	大米荞麦饭（大米 30 克、荞麦 20 克）

备注：全天用油 20 克、盐 6 克。

适合标准体重在 60~70kg   1600 Kcal（千卡）食谱参考

早餐	菜品	热拌紫包菜 （紫包菜 80 克、腰果 12 克）
	蛋类	水泼蛋（1 个）
	主食	山药粥 （山药 100 克、小米 20 克、芡实 10 克）
	奶类	纯牛奶（250 毫升）
	加餐	大麦茶（300 毫升）（大麦 5 克、苹果 50 克）
午餐	菜品	① 清炒白菜（白菜 100 克） ② 冬瓜番茄汤（冬瓜 150 克、西红柿 50 克） ③ 香菇鸡块（香菇 50 克、鸡块 100 克）
	主食	黄米赤豆饭（黄米 35 克、大米 20 克、赤小豆 20 克）
	加餐	樱桃（150 克）
晚餐	菜品	① 蒜泥生菜（生菜 100 克、玉米粒 10 克） ② 清炒荷兰豆（荷兰豆 150 克、泡发木耳 50 克） ③ 鲫鱼豆腐汤（鲫鱼 80 克、嫩豆腐 200 克）
	主食	大米薏米小米饭（大米 30 克、薏米 10 克、小米 10 克）

备注：全天用油 20 克、盐 6 克。

适合标准体重在 70~80kg　　1800 Kcal（千卡）食谱参考

早餐	菜品	热拌西葫芦百叶丝（西葫芦 100 克、百叶 50 克、核桃仁 15 克）
	蛋类	水煮鸡蛋（1 个）
	主食	薏米糙米粥（薏米 25 克、糙米 10 克、白米 15 克）
	奶类	酸奶（无糖酸奶 150 毫升）
	加餐	荸荠银耳菊花茶（300 毫升） （荸荠 50 克、干银耳 2 克、菊花 1 克）
午餐	菜品	① 蒜泥小油菜（小油菜 120 克） ② 莴苣炒蒜苗（莴苣 150 克、蒜苗 50 克） ③ 莲藕粉蒸排骨（莲藕 150 克、排骨 50 克）
	主食	赤豆饭（赤小豆 35 克、大米 50 克）
	加餐	杏子（200 克）
晚餐	菜品	① 菠菜拌玉米粒（菠菜 100 克、玉米粒 20 克） ② 西红柿烩冬瓜（西红柿 100 克、冬瓜 200 克、蟹味菇 20 克） ③ 清蒸带鱼（带鱼 80 克、香菇 50 克，生姜、葱少许）
	主食	高粱馒头（100 克）

备注：全天用油 20 克、盐 6 克。

╭─ 董医生建议 ╱─────────────

① 每一种加餐喝的茶都可以根据自己的体质和相对应的
食谱替换。

② 不可多吃的食物：山楂、枸杞、牡蛎、橘子、李子、
大枣、葵花籽等。

③ 药食同源食材如芡实、淮山药、薏米等只能用在相对
应体质食谱，不可替换。

湿热型黄胖胖的特点有哪些?

湿热型黄胖胖，顾名思义，就是湿邪与热邪作为两种病理
因素，在体内相搏结、纠缠在一起，阻碍了人体内正常的运化
过程。

热的产生有两方面因素，一方面是湿，在体内存留久了，
部分转化成了热，再与原本的湿相互胶结在一起。另一方面是
胃火偏重（多是由于经常急躁、情绪激动，或是吃了太多辛辣
刺激的食物，或是有外邪侵犯了胃造成的），胃火也称作胃热，
二者性质相同，只是程度上有差别。

体内有湿热的表现

造成湿热型肥胖的原因有很多，比如，先天的影响、气候变化、饮食改变等，但其中最主要的就是个人饮食过度造成的。

① 吃得特别多，难以控制自己的食欲

湿热重的人没有办法节食，坚持不下去，很容易失败，因为这类人的食欲非常旺盛，特别是吃肉食比较多。我在临床上遇见很多肥胖患者，饮食结构出现了问题，肉吃得多，没有肉就吃不下饭。肉食相对比较难消化，会加重胃肠道负担，时间久了很容易造成湿热体质。

② 舌苔比较厚、比较黄，有口干、口苦甚至口臭现象……

湿热型黄胖胖会胃热，通常表现为舌苔比较厚、比较黄，有口干、口苦甚至口臭的现象，特别想吃辛辣的、口味重的、凉的食物，甜食或者冷饮。

因为胃火太重，胃里有热，导致这类人群进食量增加，进食的欲望很难自我控制，这也是由于他们自身机体功能的过分亢进造成的。但是人体需要食物供给的能量是一定的，那多出

来的能量怎么办呢？就残留在体内，转化成脂肪，造成肥胖。

③ 头面部油脂多，常常伴发痘痘、皮炎、湿疹等皮肤病

火热的邪气具有上升、发散的特性，这种邪气沿着经脉向外、向上侵袭，因此容易出现皮肤类疾病以及口腔溃疡等疾病。再加上湿邪的特性是黏滞，病邪残留难除，二者结合使得这类皮肤病反复发作。

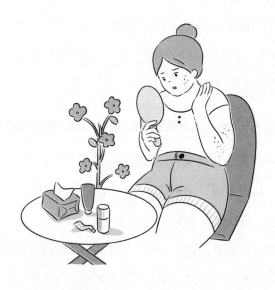

油皮的人擦多少化妆品也不管用，
要先帮身体去油才是正道

④ 经常口干舌燥想喝水（虽然很湿，却老想喝水）

说到这，大家可能就有疑问了，自己到底是缺水还是水太多了呢？

事实上，一个人可以非常湿而又非常缺水。

有人说，这不矛盾了吗？其实不矛盾，因为湿是坏水，人体需要的是好水，湿气重的人身体里一汪坏水，但是需要的好水却非常缺乏，从而导致她的表现就是口干舌燥。这种情况下切记不要多喝水，湿气重的人的口干舌燥是假性口渴，并不是身体内缺乏水分，而是口腔内缺乏水分。如果口渴怎么办呢？小口抿，滋润口腔即可。

⑤ 大便黏滞不爽，有解不尽的感觉

湿热蕴结在肠道，下注于肛门，造成大便混杂湿邪，则容易出现大便黏腻、不爽、便不尽感，直肠或者肛门坠胀不适为主要特征。而且这种情况会在饮酒、进食辛辣之物后比较明显，建议平素饮食清淡，少食油腻辛辣食物。

⑥ 爱发炎，造成体液发黄

比如咳嗽，如果是风热感冒，吐的痰会黄，还包括女性白带发黄、小便发黄。湿热下注的男性还有阴囊潮湿。

湿热型黄胖胖自测表

	症状
☐	你食欲特别好，而且爱吃肉食吗？
☐	你感到口苦或嘴里有异味吗？
☐	你容易生痤疮或疮疖吗？
☐	你经常感觉口干舌燥吗？
☐	你有大便黏滞不爽、解不尽的感觉吗？
☐	你小便时尿道有发热感、尿色发黄吗？
☐	你带下色黄（白带颜色发黄）吗？（限女性）
☐	你的阴囊部位潮湿吗？（限男性）

※ 如果大家体内存在湿热，就可能有这些表现，一旦有了这种信号，我们就要及时调理。

湿热型黄胖胖要怎么调理？

湿热型黄胖胖调理方法一：喝健脾祛湿汤

半年前，一位女士来找我就诊。她进屋时我就观察了她的头面部，我发现她的面部给人一种没有洗脸的感觉，头发也很油。

她走到我桌前，和我说："医生啊，咱这能减肥吗？"

经过一番交谈，我了解到这位女士以前是 52 公斤，后来由于工作原因，每天都坐在电脑前，下班还要照顾孩子，不仅没有时间运动，饮食也不规律，一天三五顿饭是常有的事，一度胖到了 85 公斤。而且她每天早上起来眼垢特别多，脸也特别爱出油，还起了小痘痘。特别爱喝水，但就是觉得不解渴。

同时，我观察到她的舌头有些胖，舌苔是黄的，这是典型的湿热型黄胖胖。

于是，我给她开了一个小方子。

健脾祛湿汤

配方：

冬瓜皮 30 克　薏苡仁 15 克
红小豆 15 克　白术 30 克
葛根 5 克　　玉竹 5 克
陈皮 15 克　　扁豆 10 克

用法：

将上述药材煎煮 30 分钟，晾温饮用，一次 150 毫升，每日 2 次。服用 2 周。

　　这个方子有较好的祛湿减肥效果，但是不太适合有阴虚内热口渴的人，且喝一段时间后需要根据具体情况再进行加减用药。此方祛湿的力量很强，一方面祛除体内多余的湿浊之邪；一方面又增强了脾胃的运化功能，是一个标本兼治的好方子。

　　我嘱咐她每天要按时喝。虽然她没有时间运动，但建议她吃完饭后要走动走动。晚餐尽量少吃，并且配合按摩祛湿的穴位。几个月后，她已经减到 59 公斤。她瘦了之后，面色也好多了，比以前看起来清爽了。

湿热型黄胖胖调理方法二：吃冬瓜粥

在这里，我推荐给大家几种药膳方，对于祛除体内的湿热有很好的效果。

<table>
<tr><td colspan="2">冬瓜粥</td></tr>
<tr><td>配方：</td><td>用法：</td></tr>
<tr><td>冬瓜 100 克
粳米 100 克</td><td>洗净后，冬瓜带皮切成小块，与粳米一同放入锅内，加水用小火熬煮，至瓜烂米熟成粥。</td></tr>
</table>

为什么冬瓜要带皮呢？很多人都知道冬瓜可以减肥，但其实冬瓜皮也有很好的作用，冬瓜皮祛水，而且专门祛浊水。

冬瓜皮适合湿热型黄胖胖原因有两个。

一是它清热，二是它走皮肤表面，中医有"以皮行皮"之说，当一个人体内有湿热，他的外形看上去都是胖的，所以要用冬瓜皮帮助消肿、祛湿、减肥。

湿热型黄胖胖调理方法三：喝橘皮翠衣茶

除了冬瓜粥，我再给大家推荐橘皮翠衣茶。

橘皮翠衣茶

配方：

橘皮10克
（鲜者加倍）

西瓜翠衣10克
（鲜者100克）

用法：

二者煮水代茶饮，一次150毫升，每天2~3次，如果是新鲜瓜皮则将西瓜皮洗净后，切下薄绿皮，加水煎煮。30分钟，去渣可加适量白糖，凉后饮用。

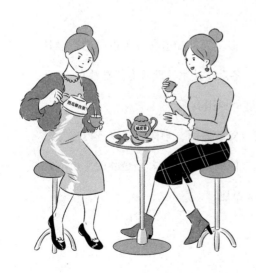

经常脸泛油光的人，
可以在平时喝点，
橘皮翠衣茶，
去油+减重
两手一起抓

湿热型黄胖胖调理方法四：降脂茶

我在临床实践过程中给痰湿重、血脂高、血糖高、舌苔厚的肥胖患者开的一个降脂经验方效果比较好，具体组成是：虎杖、决明子、山楂、泽泻、白术、片姜黄、苦丁茶。具体剂量根据个人裁定。

适合湿热型黄胖胖的专属经络操

很多湿热型黄胖胖都是由于不良的生活习惯导致的，譬如暑夏之季，喝啤酒、吃烧烤再加上吹空调，导致汗出不畅，体内湿邪排不出来，加上大量食用燥热之品，湿热自然而然就形成了。或者是平时饮食不节制，吃得也杂，再加上活动减少，导致人体代谢缓慢，废物堆积，时间一长就酿湿内生，滋生湿热。

所以，大家一定要好好注意自己的生活习惯。一般湿热型黄胖胖，由于有热的存在，情绪和状态都比较躁动，不适合动作比较大的运动，首先要通过调整生活习惯，再配合简单的动作进行减肥。

给大家推荐一个传统功法"六字诀"中的"呼脾气诀""嘘肝气诀""嘻三焦诀"。

六字诀通过不同字的发音，辅助相应的意念和导引动作，来达到不同作用。

这三个动作分别对应脾、肝、三焦。

"呼脾气诀"能够达到升清排浊、止泻止呕、和胃健脾的作用。坚持练习可养脾，达到排浊外出、健脾化湿之效。

三焦就像管道一样，能运行元气、水液，湿邪最后要化为水气从三焦离开，所以一定要保持三焦的通畅才能使邪气更好地排出体外。"嘻三焦诀"就可以达到通利水气、调畅气机的效果。

最后是肝，我们要利用肝的疏泄作用来调控脾胃以及调畅情志，让体内的气机都调动起来，不能郁结住，否则体内的热邪会越来越重。通过"嘘肝气诀"可以疏肝理气，清热明目。坚持练习可养肝，达到舒畅气机、排浊清热之效。

"呼脾气诀"

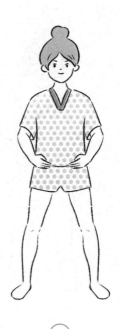

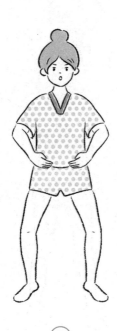

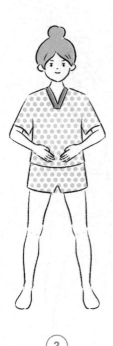

① 双腿打开与肩同宽，两臂弯曲，转掌心向内。

② 双腿微屈，两臂打开，掌心依旧向内，下蹲，同时行"呼"音。

③ "呼"音毕，收回即可。

建议

本诀对应脾脏，行脾经之气，练功的同时要配合嘴唇微微向前突出，平呼发声，一呼一吸平稳自然。

"嘘肝气诀"

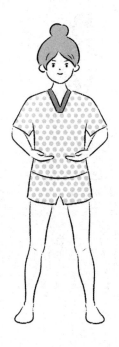

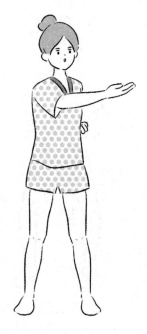

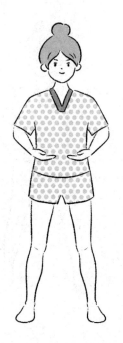

① 两腿打开与肩同宽，两手分开，掌心向上。

② 两脚不动，身体向左转90度。右掌由腰间，缓缓向左侧伸出，举约与肩同高。配合口吐"嘘"音，眼睛随之慢慢睁大。

③ 右掌沿原路慢慢收回腰间，同时身体随之转回正前方，目视前方。

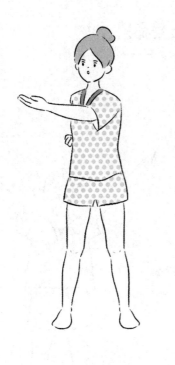

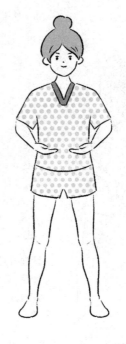

④

然后身体向右转动，出
左掌，吐"嘘"音。

⑤

左掌沿原路慢慢收回腰
间，同时身体随之转回
正前方，目视前方。

建议

本诀对应肝脏，行肝经之气，练功的同时要做到睁大双眼，极目远眺，深思
远瞩。

"嘻三焦诀"

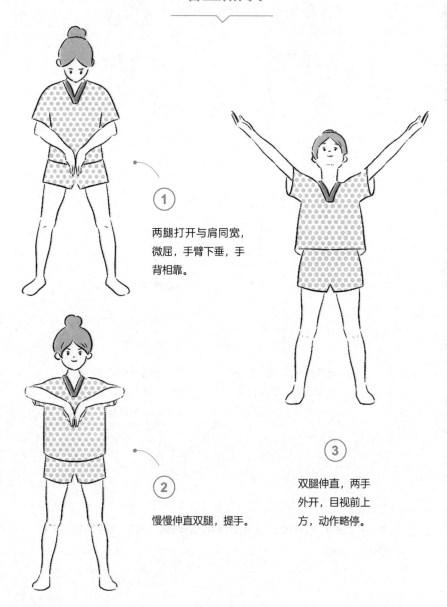

① 两腿打开与肩同宽，微屈，手臂下垂，手背相靠。

② 慢慢伸直双腿，提手。

③ 双腿伸直，两手外开，目视前上方，动作略停。

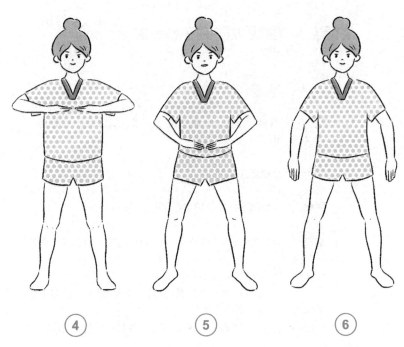

④

两手内合，掌心向下。

⑤

双腿微屈，掌心逐渐
下按，发"嘻"音。

⑥

双腿保持微屈，双手
外开，手背相对。将
两手还原体侧，两脚
收回即可。

建议

本诀对应三焦，行三焦之气，练功的同时要做到平心静气，放松自己，使身
心平稳。

给湿热型黄胖胖的一日三餐食谱

适合标准体重在 45~55kg 1200 Kcal（千卡）食谱参考

早餐	菜品	凉拌三丝（西葫芦 80 克、黄瓜 50 克、红椒丝 10 克）
	蛋类	水煮蛋（1 个）
	主食	牛奶燕麦片（牛奶 150 毫升、燕麦 40 克）
	加餐	圣女果（5 个）菊花茶一杯（300 毫升）（干菊花 1 克）
午餐	菜品	① 素炒生菜（生菜 80 克） ② 芹菜拌香干（芹菜 80 克、香干 50 克、红椒 10 克、腰果 5 克） ③ 苦瓜炒肉片（苦瓜 50 克、猪肉 35 克、杏鲍菇 20 克）
	主食	藜麦饭（藜麦 30 克、大米 20 克）
	加餐	红心火龙果（100 克）
晚餐	菜品	① 酱浇油麦菜（油麦菜 80 克） ② 木耳拌洋葱（泡发木耳 50 克、洋葱 20 克） ③ 花菜虾仁（花菜 80 克、虾仁 40 克）
	主食	绿豆小米饭（绿豆 15 克、小米 15 克、大米 10 克）

备注：全天用油 20 克、盐 6 克。

适合标准体重在 55~60kg　　1400 Kcal（千卡）食谱参考

早餐	菜品	凉拌黄瓜百叶丝（黄瓜 150 克、百叶 50 克、核桃 10 克）
	蛋类	蒸鸡蛋（1 个）
	主食	清蒸山药（200 克）
	奶类	纯牛奶（150 毫升）
	加餐	薄荷水果茶（300 毫升）（新鲜薄荷叶 5 片 + 柠檬 20 克 + 红心火龙果 50 克）
午餐	菜品	① 香菇菜心（广东菜心 100 克、香菇 1 朵） ② 三文鱼意大利面（三文鱼 80 克、西蓝花 100 克、西红柿 50 克、意大利干面 60 克）
	加餐	猕猴桃（1 个）
晚餐	菜品	① 凉拌黑白木耳（干木耳 5 克、干白木耳 3 克、胡萝卜 20 克） ② 小青菜炒白菇（小青菜 100 克、白菇 50 克） ③ 洋葱炒鸡胸肉（洋葱 50 克、鸡肉 70 克、青椒 80 克）
	主食	大米荞麦饭（大米 30 克、荞麦 20 克）

备注：全天用油 20 克、盐 6 克。

适合标准体重在 60~70kg　　1600 Kcal（千卡）食谱参考

早餐	菜品	拌三彩（莴苣 120 克、胡萝卜 20 克、百叶丝 15 克）
	蛋类	水泼蛋（1 个）
	主食	菜包子（100 克）
	奶类	纯牛奶（250 毫升）
	加餐	蒲公英茶（300 毫升）（蒲公英 1 克）南瓜子（12 克）
午餐	菜品	① 清炒白菜（白菜 100 克） ② 菌菇冬瓜汤（冬瓜 150 克、蟹味菇 20 克、嫩豆腐 100 克） ③ 清蒸鲈鱼（80 克）
	主食	糙米黄米饭（大米 30 克、糙米 20 克、黄米 25 克）
	加餐	香梨（1 个）
晚餐	菜品	① 蒜泥空心菜（空心菜 150 克、玉米粒 10 克） ② 海带拌豆芽（泡发海带 100 克、豆芽 20 克） ③ 鸭肉炒西芹（鸭肉 70 克、西芹 80 克、天冬 3 克）
	主食	大米薏米饭（大米 35 克、薏米 15 克）

备注：全天用油 20 克、盐 6 克。

适合标准体重在 70~80kg　　1800 Kcal（千卡）食谱参考

早餐	菜品	洋葱拌木耳（洋葱 150 克、泡发木耳 50 克）
	蛋类	蒸蛋（1 个）
	主食	百合糙米粥（鲜百合 50 克、糙米 25 克、白米 15 克）
	奶类	酸奶（无糖酸奶 150 毫升）
	加餐	柠檬水果茶 (300 毫升)（柠檬 30 克 +50 克苹果）
午餐	菜品	① 清炒茼蒿（120 克） ② 百叶炒肉丝（百叶 50 克、猪肉丝 90 克、青椒 80 克） ③ 蒸茄子（茄子 100 克）
	主食	绿豆饭（绿豆 50 克、大米 25 克）
	加餐	水果黄瓜（200 克）
晚餐	菜品	① 菠菜拌玉米粒（菠菜 100 克、玉米粒 20 克） ② 红椒炒西瓜皮（红椒 50 克、西瓜皮 200 克）
	主食	拌凉面（湿面 200 克、花生米 15 克、黄瓜 100 克、鸡丝 70 克、醋少许）

备注：全天用油 20 克、盐 6 克。

董医生建议

① 每一种加餐喝的茶都可以根据自己的体质在相对应的食谱替换。

② 不可多吃的食物：韭菜、芥菜、辣椒、羊肉、杨梅、荔枝、花椒、葵花籽、香菜、生姜等。

③ 药食同源食材如天冬、沙参、麦冬、生地等只能用在相对应体质食谱，不可替换。

寒湿型黄胖胖的特点有哪些？

寒湿是最为常见的，湿和寒密切相关。寒、湿常常狼狈为奸——"虚则寒，寒则湿"。

所以，在有水湿的情况下千万不要再受寒，比如刚洗完澡身上还没有完全干透，身上还有水湿，这时候如果立刻进入空调房，寒与湿一结合，非常容易入侵体内，而且很难排出，造成寒湿体质，会出现疲乏无力、关节疼痛、面色差、精气神差、消化功能减退，甚至脱发等症状。

寒湿分为两大类，一为外感寒湿，二为内伤寒湿。

外感寒湿，因外部寒和湿入侵，如淋雨涉水，气候阴冷潮湿，久居阴寒湿重之地，或洗完澡头发未干就睡觉等。

内伤寒湿，是由于体内脾肾功能差产生。

寒邪和湿邪都属于阴邪，就像好哥们一样，总爱结伴而行。这是为什么呢？因为有了寒，湿邪会被困于里。打个比方，本来湿会让人懒得动，结果现在天寒地冻，就更不想动了，加上门窗都被冻住了，想出去也出不去了，干脆就在原地待着不动了。这种寒湿通常会在你的皮肤和关节处显现，你会觉得皮肤凉凉的，关节酸痛。

曾经有位患者，是个 50 岁左右的男性，过来就诊的时候，体形肥胖，体重 85 公斤，身高 1.75 米左右，还伴有嗜睡、身体劳累、怕冷、食欲不振、脸上油腻、肢体浮肿、不想喝水、痰液增多、尿多、舌苔白厚等症状——我给他初步辨证属于寒湿型黄胖胖。

他来看病的时候是跟他夫人一起来的，他夫人也是体形胖，肚子较大，舌头伸出来一看，和他非常相似，我就问他们是不是住在水边，因为夫妻同时出现寒湿情况很有可能是由共同生活的环境影响的。

　　果然他们住在天津一个有名的湖边别墅区，水源非常丰富，通常脾虚的人在离河边比较近的地方居住，再加上平常喜欢贪凉，饮食寒凉，就很容易形成寒湿体质。我给他们用了针灸的疗法，选取足三里、关元、气海、丰隆等穴位祛寒除湿，并且交代他们平常在家熬汤时多放干姜，这样可以有效缓解他们体内寒湿的情况。经过一个月后他们的体重减了 10 多公斤，身体也变得轻盈了。

体内有寒湿的表现

① 浮肿

　　有的人不是胖而是肿，如果祛掉水湿看起来就会瘦很多。此类浮肿，主要体现在腿部，显得小腿很粗。就像在腿上绑了水袋，其实不是肉都是水，把水排出去就瘦了。这种浮肿，不仅看起来肥胖，长期血液循环差、代谢慢，久而久之，慢性病也会上身，严重影响健康。

② 肚子胀

寒湿性黄胖胖的肠胃功能都不太好，消化能力差，吃很少的东西就会感觉肚子胀，这种感觉与饱不一样。胀是吃下去之后在体内产生了很多气体，在胃里面胀着。

③ 头痛

寒湿性黄胖胖也经常会头痛，通常发生得莫名其妙。因为寒凝血滞，造成血液运行不畅，不通则痛。

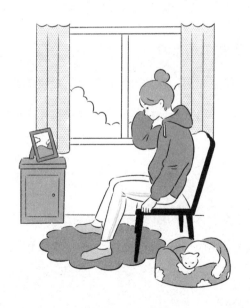

无精打采还头痛，
因为体内寒湿重

④ 没精神

之前讲痰湿重的人普遍精神都很差，头昏脑涨，记忆力差，身体乏力没劲，不爱运动，每天就像没睡醒一样。寒湿重的人更多地表现为情绪低落，甚至易得抑郁症。

⑤ 口腔溃疡

寒湿型黄胖胖容易口腔溃疡，误以为自己上火了，其实舌头长疮才是上火，口腔溃疡大多是寒湿、湿毒。所以这种情况下再去清火，这个人就会越来越寒，越来越湿。

⑥ 腰部及腰部以下怕凉

寒气与湿结在一起，容易聚集在下焦，导致腰部及膝盖等关节怕冷发凉，还有疼痛的症状。这种疼痛发凉在阴雨天明显加重。

⑦ 舌象

体内有寒湿的人舌头除了腻苔，舌头颜色呈淡淡的紫色，这是因为体内有寒的缘故，可以类比一下舌头常年泡在凉水里面的感觉。

寒湿型黄胖胖自测表

	症状
☐	你的皮肤暗黄，没有光泽吗？
☐	你肢体浮肿吗？
☐	你头痛、头身困重吗？
☐	你有情绪低落、懒得动情况吗？
☐	你会感觉腹胀、恶心吗？
☐	你感觉口淡无味吗？
☐	你有虽然口渴但不愿意喝水的现象吗？
☐	你舌苔腻，舌头胖大吗？

※ 如果大家体内存在寒湿，就有可能有这些表现，一旦有了信号，
　我们就要及时调理。

寒湿型黄胖胖要怎么调理?

寒湿型黄胖胖调理方法一：喝新版陈皮荷叶茶

给大家推荐一个针对寒湿型黄胖胖的代茶饮方子，简单好用。

新版陈皮荷叶茶

配方:	用法:
陈皮 6 克 荷叶 1.5 克 生姜 3 片	① 冲着喝，将所有材料洗净放入茶壶中，用沸水冲泡饮用。 ② 煮着喝，把材料清洗干净后，放到干净无油的锅里，加入适量清水，大火煮开后转小火继续煮制，大约 5 分钟便可饮用。

有朋友会问，这陈皮荷叶茶不是祛湿的吗？怎么寒湿型黄胖胖也用它？

陈皮理气健脾、燥湿化痰，荷叶利湿升清，二者相配，是很好的祛湿组合，但只解决了寒湿中的湿。而我们这是新版陈皮荷叶茶，在原方的基础上加入了生姜。生姜是常见的一味药，也是日常生活中经常用到的佐料。

老百姓都知道，着了风寒，家里都会熬上一碗姜汤，服下，发发汗就好了。

中医讲生姜性辛微温，有很好的温中散寒化痰的功效，对于体内有寒湿的人是最好不过的了。或许有人会问，既然是寒湿，为何不加入大量温里的药材？这是因为，湿与寒纠结，你不祛湿，无论怎么温寒，寒都是祛不掉的。就像小时候推车卖冰棍，都会在上面盖上厚厚的棉被，冰棍不仅不会化得更快，反而冻得挺结实——这就是因为有湿的原因。因此有寒湿，只一味地温寒而不祛湿，是解决不了问题的。这个方子的重头还是在祛湿上，温寒也是为了能够更好地祛湿。

在此方中加入了生姜，但减少了荷叶的用量（痰湿型黄胖胖山楂荷叶陈皮汤中荷叶为 10 克）。这是为什么呢？

因为如果单独喝荷叶茶，较长时间有可能造成胃寒、腹痛，还会影响女性正常的内分泌，造成经期失调。所以面对寒湿型黄胖胖，荷叶的用量自然要削减，再加以生姜温中制约其寒凉之性，三味药相配，才可共奏健脾祛湿、温中散寒之效。

我之前接诊过一个患者，食欲差，手脚无力，不爱运动，吃完饭精神很差，只想躺着，嘴里发黏，易坏肚子，腿较粗，早晨起来眼睛浮肿。我给她诊断为寒湿型黄胖胖，给她推荐了这个代茶饮，加上多运动，注意饮食，她瘦得特别多，最快的时候，平均一天能掉一斤。

寒湿型黄胖胖调理方法二：吃茯苓粉粥

茯苓粉粥

配方：

茯苓粉 30 克
粳米 30 克
红枣 2 个
山药 30 克
生姜 3 片

用法：

山药去皮切块，红枣去核，粳米淘洗好后放入砂锅中，再放入茯苓粉和红枣，然后加适量的清水一起熬煮，中途再放山药，熬煮至粥稠即可。喜甜的患者可以加少许红糖。

相传北宋著名文学家苏辙年少时体弱多病，夏天因脾胃弱而饮食不消，食欲不振，冬天常因肺肾气虚而经常感冒、咳嗽，请了许多医生，吃了许多药也无法根除。直到过了而立之年，他向人学习养生之道，练习导引气功，且经常服用茯苓，一年之后，多年的疾病竟然消失得无影无踪。从此以后，他就专心研究起药物养生来，并撰写了《服茯苓赋并引》一文。

此粥中，茯苓渗湿利水，益脾和胃，宁心安神。粳米滋补肝肾，健脾养胃。红枣补中益气，养血安神。山药益气养阴，补肾健脾。生姜温中散寒。全粥起到健脾利湿、宁心安神的作用，特别适用于寒湿型黄胖胖。

　　文中写道："服茯苓可以固形养气，延年而却老者。如久服则能安魂魄而定心志，颜如处子，神止气定。"中国魏晋时期，茯苓就被当作养生佳品，王公大臣们常用茯苓与白蜜同食。而清宫中，慈禧太后长年让御厨为她制作茯苓饼食用。药用价值最好的当属云南出产的茯苓，称为云苓。老年人如果经常用白茯苓粉与粳米同煮粥服用，有养生之功效。

适合寒湿型黄胖胖专属的经络操

　　湿邪和寒邪都是阴邪，两者一结合对身体的损伤就更大了，而且还不好祛除，久而久之，病邪就深入了，单纯温肾或健脾的效用就不明显了，但是振奋阳气仍然是必需的。

　　对于寒湿型黄胖胖，我给大家推荐的经络操是"五禽戏"中的鸟戏，鸟戏也有两个动作，鸟伸和鸟飞。这次咱们要模仿的是鸟的体态，练习时意想自己是湖中仙鹤，昂首挺立，伸筋拔骨，展翅翱翔，这样会有更好的效果。

"鸟伸"

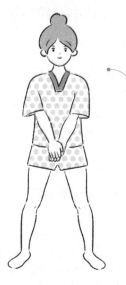

① 两腿微屈下蹲，两掌在腹前相叠。

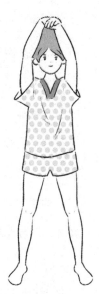

② 两掌向上举至头前上方，掌心向下，指尖向前，双腿伸直。身体微前倾，提肩，缩项，挺胸，塌腰。

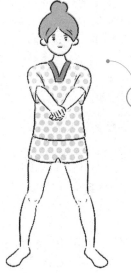

③ 松膝，松腰，双手下落。

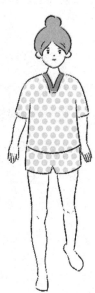

④ 左腿向后抬起，双手在身后形成鸟翅。

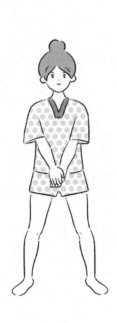
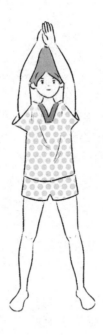
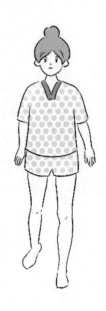

⑤ 左脚回落与肩同宽，双手叠掌，反方向动作。

⑥ 向上提拉，塌腰，翘尾。

⑦ 左松膝，右腿向后抬起，双手变鸟翅。

建议

① 两掌上举，使身体得到舒展，作用于大椎和尾闾，从而牵动督脉。两掌后摆，身体成反弓状，使任脉得到拉伸。这种松紧交替的练习方法，可增强疏通任、督两脉经气的作用。

② 刚才和大家说过了，督脉是"阳脉之海"，而任脉能调一身阴经的气血。疏理任督二脉既能补益体内的阳气达到散寒的功效，又能有效调动体内的气血运行，使凝滞的寒邪和湿邪化散而不留于体内。

"鸟飞"

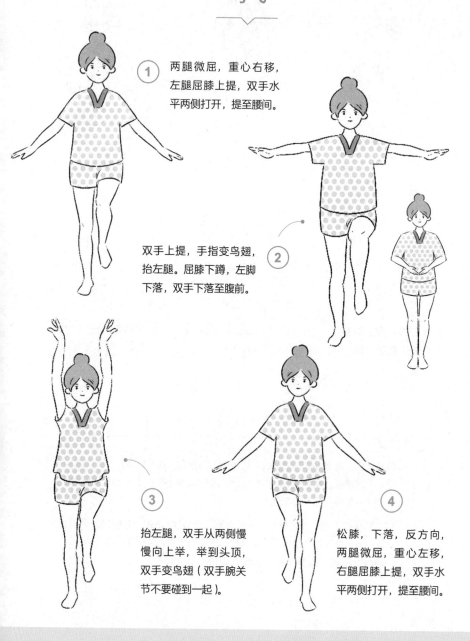

1 两腿微屈，重心右移，左腿屈膝上提，双手水平两侧打开，提至腰间。

2 双手上提，手指变鸟翅，抬左腿。屈膝下蹲，左脚下落，双手下落至腹前。

3 抬左腿，双手从两侧慢慢向上举，举到头顶，双手变鸟翅（双手腕关节不要碰到一起）。

4 松膝，下落，反方向，两腿微屈，重心左移，右腿屈膝上提，双手水平两侧打开，提至腰间。

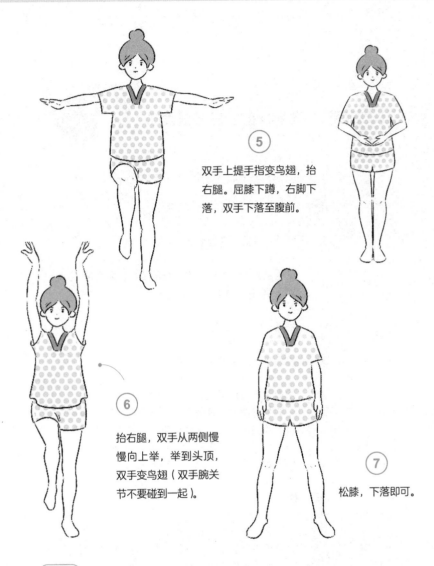

⑤ 双手上提手指变鸟翅，抬右腿。屈膝下蹲，右脚下落，双手下落至腹前。

⑥ 抬右腿，双手从两侧慢慢向上举，举到头顶，双手变鸟翅（双手腕关节不要碰到一起）。

⑦ 松膝，下落即可。

建议

这个动作是通过两臂的上举下按，上举配合吸气，扩大胸廓。下按气沉丹田，呼出浊气，加强了肺的吐故纳新功能，可以更好地开宣肺气。不仅可以牵拉肺经，起到疏通肺经气血的作用，还可以通过胸廓的开合提升清浊之气交换的频率。

给寒湿型黄胖胖的一日三餐食谱

适合标准体重在 45~55kg   1200 Kcal（千卡）食谱参考

早餐	菜品	醋熘卷心菜（卷心菜 120 克）
	蛋类	生姜水泼蛋（鸡蛋 1 个、生姜 20 克）
	主食	花生杂粮浆（花生 5 克、桂圆 2 个、血糯米 20 克、糙米 20 克破壁）
	奶类	牛奶一杯（150 毫升）
	加餐	姜红茶（生姜 10 克、甘草 2 克、红茶 3 克）
午餐	菜品	① 蒜泥上海青（上海青 80 克） ② 青椒炒腐竹（青椒 80 克、腐竹干 25 克） ③ 乌鸡虫草花汤（乌鸡肉 35 克、虫草花 50 克）
	主食	藜麦黑豆饭（大米 30 克、藜麦 20 克、黑豆 10 克）
	加餐	橘子（100 克）
晚餐	菜品	① 蒜泥茼蒿（茼蒿 80 克） ② 红椒炒荷兰豆（红椒 50 克、荷兰豆 100 克） ③ 三丝银鱼羹（银鱼 40 克、海鲜菇 30 克、胡萝卜 20 克、胡椒粉少许）
	主食	小米燕麦饭（小米 20 克、燕麦 15 克、大米 5 克）

备注：全天用油 20 克、盐 6 克。

适合标准体重在 55~60kg　　　1400 Kcal（千卡）食谱参考

早餐	菜品	洋葱拌木耳（洋葱 80 克、水发木耳 50 克、核桃 10 克）
	蛋类	生姜红枣煮蛋（鸡蛋 1 个、生姜 20 克、红枣 10 克）
	主食	蒸土豆（180 克）
	奶类	纯牛奶（150 毫升）
	加餐	生姜柠檬茶（300 毫升）（生姜 20 克、柠檬 20 克、苹果 50 克）
午餐	菜品	① 香菇菜心（广东菜心 100 克、香菇 1 朵） ② 鲫鱼丝瓜汤（鲫鱼 80 克、丝瓜 100 克、胡椒粉少许、生姜少许） ③ 小炒豆腐干（青椒 50 克、豆腐干 50 克）
	主食	荞麦面 65 克（干） （可放入鱼汤中）
	加餐	苹果（100 克）
晚餐	菜品	① 热拌黄豆芽（黄豆芽 80 克、胡萝卜 20 克） ② 小青菜炒白菇（小青菜 100 克、白菇 20 克） ③ 萝卜烧羊肉（萝卜 100 克、羊肉 50 克）
	主食	血糯米饭（大米 10 克、血糯米 20 克、小米 20 克）

备注：全天用油 20 克、盐 6 克。

适合标准体重在 60~70kg　　1600 Kcal（千卡）食谱参考

早餐	菜品	芥菜煮鸽子蛋（芥菜 80 克、鸽子蛋 60 克）
	主食	祛寒粥（干姜 5 克、大米 15 克、糙米 25 克、黑豆 10 克）
	奶类	纯牛奶（250 毫升）
	加餐	腰果（12 克）
午餐	菜品	① 菠菜拌枸杞（菠菜 100 克、枸杞 10 个） ② 西红柿豆腐汤（西红柿 150 克、嫩豆腐 200 克、黄芪 5 克） ③ 西芹炒牛肉（牛肉 80 克、西芹 50 克、黑胡椒少许）
	主食	红豆南瓜饭（红豆 40 克、大米 30 克、南瓜 100 克）
	加餐	桃子（200 克）
晚餐	菜品	① 酱浇秋葵（秋葵 80 克、红椒 10 克） ② 西蓝花拌双耳（西蓝花 100 克、泡发银耳 50 克、泡发木耳 50 克） ③ 清蒸巴沙鱼（巴沙鱼 80 克、料酒少许、胡椒粉少许）
	主食	红枣黑米饭（大米 20 克、黑米 20 克、红枣 10 克）

备注：全天用油 20 克、盐 6 克。

适合标准体重在 70~80kg　　1800 Kcal（千卡）食谱参考

早餐	菜品	热拌西蓝花（西蓝花 150 克、红椒 20 克、腰果 15 克）
	蛋类	鹌鹑蛋（60 克）
	主食	南瓜馒头（80 克）
	奶类	羊奶（250 毫升）
	加餐	生姜红糖茶（300 毫升）（生姜 20 克、陈皮 2 克、红糖 10 克）
午餐	菜品	① 蒜泥大白菜（150 克） ② 香菇鸽子汤（香菇 50 克、鸽子 100 克） ③ 黄瓜炒木耳（黄瓜 150 克、泡发木耳 50 克、辣椒 10 克）
	主食	大米高粱饭（大米 50 克、高粱 20 克、小米 5 克）
	加餐	橙子（200 克）
晚餐	菜品	① 菠菜拌玉米粒（菠菜 150 克、玉米粒 20 克） ② 药芹炒香干（药芹 120 克、香干 50 克） ③ 清蒸鸡腿（鸡腿 80 克、生姜少许、花椒油少许、大葱少许）
	主食	胡萝卜丁饭（胡萝卜 50 克、糙米 35 克、大米 25 克）

备注：全天用油 20 克、盐 6 克。

╭─ 董医生建议 ╱ ─────────────────────╮

① 每一种加餐喝的茶都可以根据自己的体质在相对应的
食谱替换。

② 不可多吃的食物：苦瓜、茭白、梨、枇杷、绿豆芽、
黄瓜等。

③ 药食同源食材如生姜、胡椒、花椒、辣椒等只能用在
相对应体质食谱，不可替换。

╰────────────────────────────────╯

延伸阅读：寒湿型黄胖胖跟湿热型黄胖胖怎么区分?

寒湿跟前面讲的湿热怎么区分呢？主要有以下几方面。

寒湿和湿热的区别

	寒湿	湿热
舌苔	偏白	偏黄
口味	口腔黏腻	口苦口干
皮肤	容易浮肿	比寒湿更易发油
痘色	白色	红色
大便	比较湿软	大便黏腻或者便秘，羊屎便（小球球状）

黄胖胖体形最多见，会出现下半身肥胖、早衰型肥胖、全身型肥胖

这三种黄胖胖都是因为体内有湿，如果表现为全身湿气明显，则脂肪在全身都有堆积容易发生全身型肥胖。如果湿气主要集中在身体下部分，脂肪也主要堆积在身体下半部分，则表现为下半身肥胖。如果湿邪伤脾胃引起气血亏虚则容易出现早衰型肥胖。早衰型肥胖我们后面会具体讲。

黄胖胖在平时可以艾灸或按摩鸠尾穴、曲池穴、支沟穴、饥点穴

俗话说："每逢佳节胖三斤"，新年过后上班的一段时间都会有很多人来找我减肥，过个年有些人长得可不止 3 斤肉，特别是平时节食减肥的人群以及一些易胖体质人群。过年回到父母身边，一家人热热闹闹，有酒有肉，上顿还没吃完接着换地儿吃下顿，长上 3~5 斤是正常的，有的甚至长了 10 斤肉，而且胃口也随之变大。而当回归正常的生活，一旦饮食变得清淡

就会觉得，我怎么这么能吃？为什么吃完了还不消化？

其实这些都与在一段时间内大量进食，损伤脾胃功能，湿气内生有关。

我推荐几个穴位，大家不妨每天按一按。

曲池穴

取穴方法：曲池穴位于上肢肘部，当曲肘90°，肘横纹的外侧端即是此穴。

按摩方法：用拇指指端点按曲池穴，上下用力，点按2~3分钟，以局部酸胀为度，再交替点按左侧曲池穴，每天3次。

支沟穴

取穴方法：伸出手找到腕背横纹的中点，取腕背横纹上4横指，两骨之间即是支沟穴。

按摩方法：拇指指端点按支沟穴，力量以局部酸胀为度，按揉30秒，左右交替按摩，每侧5次，每天3次。

按摩曲池穴和支沟穴能起到抑制食欲亢进以及通便，帮助减肥的作用。

五种肥胖体质
舌象精准分析

速查速用

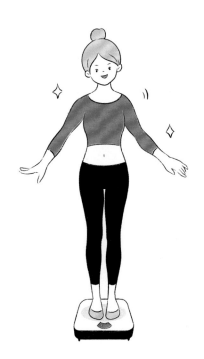

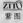

痰湿型黄胖胖

在湿的分类中，痰湿是最为常见的，也是基础。体内有痰湿的人有时候会消化不良，甚至出现恶心感。有痰湿的人，有的是胃强脾弱，胃口极好；还有一部分人会自己控制饮食，但喝凉水都胖。

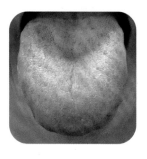

为什么会变成痰湿体质：

☐ 喝凉水太多
☐ 吃太多甜的东西
☐ 环境太潮湿
☐ 五脏失调
☐ 晚上洗完头，不干透就睡觉

舌象症状：

☐ 舌头胖大
☐ 舌苔厚腻、湿滑，有些呈颗粒状
☐ 舌体呈淡白色或淡红色

身体症状：

☐ 肤色淡黄
☐ 体形肥胖，头脑昏沉，嗜睡
☐ 四肢沉重
☐ 胸闷，气短乏力
☐ 女性白带异常、月经不调或不孕等
☐ 男性前列腺疾病等

陈皮茯苓荷叶茶

配方：陈皮 15 克，茯苓 20 克，荷叶 10 克。

用法：将上述药材打粉，用纸袋包好，用开水泡着喝。也可以将其放入杯底用开水冲泡，荷叶可以后放，以减少荷叶芳香的耗散。

鸠尾穴

取穴方法： 用指头触摸左右肋骨下方，在中心合起来的地方就是胸骨下端，而位于这胸骨下端约 1 寸的地方就是鸠尾。

按摩方法： 在每餐进餐前半小时，用拇指点按此穴 2 分钟，力量不宜过大，局部感到酸胀即可。

按摩鸠尾穴可有效地控制旺盛的食欲。

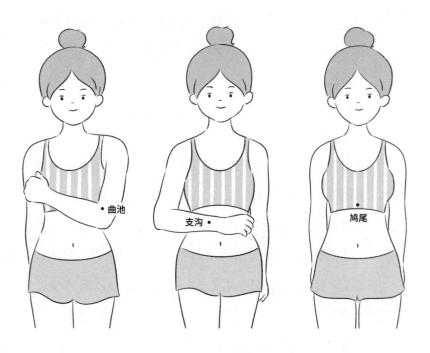

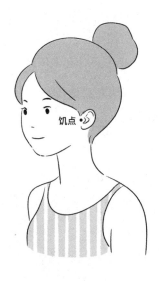

饥点

饥点穴（耳穴）

取穴方法：饥点穴位于耳屏外侧面，耳屏游离下部的小隆起处。

按摩方法：可以用棉棒的圆头进行点按，三餐前 30 分钟先左右耳各点按 30 下，以局部酸胀为度。

餐前点按饥点穴，可有效抑制食欲。饭后腹胀点按此穴也有很好的促进胃肠消化的作用。

早衰型肥胖——常常被忽视的黄胖胖

黄胖胖里还有一类肥胖，在临床中很常见，却容易被忽视，其病因也是湿气引起。

为什么容易被忽视呢？因为这种人的体重指数往往是正常的，只是脂肪在身体的分布出现了问题，有些人可能觉得并不需要减肥。但其实这也是身体发出的一种信号，特别是 35 岁以下的人群如果出现了身材走样，脂肪分布不均（我们称为"早衰型肥胖"），是需要用一些手段去干预的。

大家在生活中会发现很多人随着年龄增大，身材会走样。年轻时四肢粗细均匀，腰细，腹部无赘肉，背部平整，身材婀娜多姿，凹凸有致。但是年龄大一点后，脂肪在身体里的分布出现了异常，身材跟之前不一样了，这时候大臂脂肪会堆积，腹部容易松弛凸出，大腿根部脂肪容易堆积，背部脂肪变厚。

随着人体的衰老，体内代谢开始降低，湿气聚集，一些人处于亚健康状态，这种人虽然体重指数正常，但脂肪分布不均匀，看起来没有美感，没有精神，也是属于需要健康减脂的一类人。

早衰型肥胖的特点：脂肪分布异常，上臂脂肪堆积增多（俗称蝴蝶袖），小腹部突出，背部脂肪变厚，臀部及大腿根部连接处脂肪堆积。

这种早衰型胖胖的年龄一般在35岁以上，但现在越来越多的人20岁出头就出现了这种身材，这种体形很难减下去，靠节食虽然腰细了，但是小腹部凸起的脂肪就是减不下去，这是人体机能下降、衰老的一种表现。除了脂肪分布的问题，早衰型肥胖最大的一个特点就是会出现皮肤、脂肪组织松弛。

早衰型肥胖与脾胃功能差有很大关系。

脂肪分布不均匀，是一种早衰体形

为什么人在脾胃功能变差后容易出现脂肪分布不均，不该长肉的地方开始长肉？

《黄帝内经》讲，在自然状态下，女子过了 35 岁，男子过了 40 岁，身体会出现肉眼可见的衰老（女子五七阳明脉衰，男子五八肾气衰）。但现代社会，衰老的平均年龄却比这个数字降低了，营养过剩的食物、激素的滥用，造成人们开始早熟，衰老也随之提前。

现在，临床上出现 20 多岁小腹部突出的人很多见，有些 30 岁左右，上臂部、后背脂肪开始堆积。

人衰老后脾胃功能降低，湿气、血瘀运化不出去，堆积在胸腹部离五脏六腑比较近的地方。而四肢末端缺少了营养供应，肌肉又薄弱无力，打个简单的比方，身体中心不行了，靠近中心的地方垃圾排不出去，变得臃肿，远端却没有营养，变得薄弱。

有些人虽然其他地方肉多，唯独小腿很细，觉得沾沾自喜，殊不知这其实是一种早衰的表现，是一种内分泌代谢不良的现象。

早衰型肥胖容易出现的部位及现象：
①大臂粗 ②后背厚 ③小肚子突出 ④臀部及大腿根部脂肪堆积下垂。

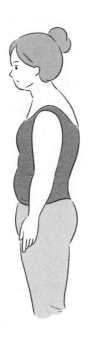

早衰型肥胖的人，可以吃千古名方补中益气丸

解决身体松弛问题唯一的一个办法就是补养脾胃，只有脾胃功能强了，气血运化能力也强了之后，才可以改变根本问题。

我们可以从以下几个方面去对抗脂肪分布异常及皮肤和身体的松弛。

第一个，生活习惯上不要贪凉，比如在夏天不要肆意吹空调，吃冷饮。

第二个，做一些合适的运动，加快身体的代谢，延缓衰老。

第三个，早睡早起，足够的睡眠可以补充人体消耗的能量，同时让五脏六腑得到休养，功能变得强大，有效地抗衰。

第四个，尽量地让思想轻松，不要过度思虑，俗话说："忧能使人老"，情绪紧张会导致衰老加速，一个好的心态能让人由内到外地年轻。

第五个，可以食用一些补养脾胃的经典方剂，给大家推荐一个抗衰的千古名方——补中益气丸。

补中益气丸可以帮我们从内到外让身体提升，还可以帮助减肥。

补中益气丸出自"金元四大家"之一的脾胃派鼻祖李东垣，此药具有补中益气、升阳举陷之功效。方子的组成是：黄芪、人参、当归、白术、陈皮、升麻、柴胡、炙甘草，此方可以治疗体倦乏力、肛门下垂、胃下垂等症。我在临床中却意外发现，补中益气丸对减肥，尤其是早衰型肥胖有奇效。不止一个患者跟我反映，吃了补中益气丸之后，瘦了不少，而且以前明显的小肚子一下子变平了，并且没有专门去减肥。更让人惊喜的是，身体状态还越来越好，以前干什么都提不起劲，现在竟然熬夜淘宝也不费劲。

这个药本来是适用于脾胃虚弱、中气下陷所致的各种下垂，但因为能健脾益气，所以也可以起到补气减肥的作用。

什么是中气下陷呢？中医认为人的胸中有中气，支持着人体的正常功能，因为人体一直是在对抗地心引力的，如果没有这股气把我们的脏腑托着，很容易造成下垂。如果气虚了，胸中的中气就会向下走，这样的人常常会感觉说话提不上来气，不爱说话，脸色还苍白，没有光泽，有的人一体检，就查出西医说的胃下垂、子宫下垂等，对于这个，中医认为是阳明脉衰、脾胃的功能降低、气血不足、提前衰老的表现。

病例一：

曾经有一个女患者，35岁，她体重60公斤，身高1.65米，整体看来也不胖，但就是小肚子很凸出。她尝试过节食，但她发现节食只会让她其他部位更瘦，而小肚子仍然存在。她来面诊的时候脸上没有光泽，说话有气无力，稍微运动一下乏力气短更严重，四肢肌肉松弛，小腹凸出。她的舌苔是腻苔，脉象细而无力。

我给她辨证属于早衰型黄胖胖，治疗就以补中益气汤原方加减。

吃了7服药以后，她明显感觉小肚子开始变平了。什么原因？明明是一味补药，怎么还可以减肥？

因为它补中益气，健脾祛湿，通畅三焦。气血流通一好，体内的垃圾产物容易排出去，体脂分布也就正常了，就是这么一个道理。我让她再坚持吃两周，两周以后她发现不仅小肚子变平了，连气色也变好了，皮肤、肌肉也比之前紧致了。这真是让她高兴坏了，她说自己一直以为减肥就要吃泻药、节食或是运动，没想到吃补药也能减肥。

病例二：

再给大家讲一个例子，这个患者是一个24岁的小姑娘，之前在英国留学，因为疫情回到国内，趁着有时间看看中医减减肥。这个姑娘一眼看上去是无可挑剔的好身材，身高1.63米，体重49公斤，我一开始拒绝她的减肥要求，告诉她不能减肥，也不能刻意节食。

但是她后来执意让我看看她的上臂和大腿根部，我看后发现确实比其他地方脂肪多一点，而且相对于她这个年龄来说，有一点松弛。我又看了一下她的舌象，舌质淡白，舌边有齿痕，舌面水湿严重，白腻苔，属于典型的脾气虚弱，正气不足。辨证也属于早衰型肥胖。

　　我给她用的就是补中益气汤加了 6 克砂仁，因为她在国外的生活习惯，常常是喝冰水，体内偏寒，水湿算比较严重一点，所以我给她加大温阳行气的力度，本意是给她调理体虚，但是半个月后她的胳膊和大腿维度分别瘦了 2cm 和 3cm。

　　体重没有明显变化，但看起来瘦了，这就是补中益气丸的效果——你虽然没有瘦，但是你的皮肤更加紧致，身体也越来越好，而且身体更加有型。

　　我还建议她做了足三里、手三里、关元穴的艾灸，隔天做一次，每次半小时。这样可以加强脏腑的功能，增加上肢、下肢的气血循环。

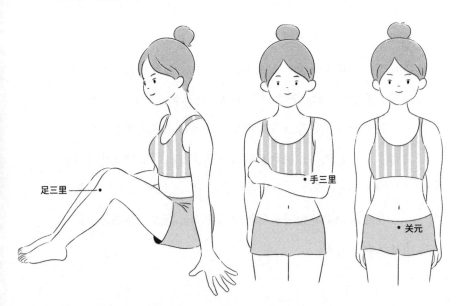

像这种通过内部调理减肥的人，减肥的效果是随着脾气的强健而实现的，表面上是在减肥，实际上是在修补过劳给身体造成的影响。所以用补中益气丸来减肥，肯定不是速效，但一旦起效，就不用担心反弹问题。

病例三：

第三位患者，26 岁，身高 1.67 米，体重 60kg。从身高、体重比值来讲，是正常的。但是小小年纪，她就肌肉松弛，腹部脂肪偏多。最重要的是，一年前她发现右侧脚趾大拇指疼痛，到医院一查原来是痛风。以前我们提起痛风都认为是中老年人的疾病，但是现在越来越多的年轻人开始有这样的问题。除了痛风，她小肚子和大腿根部肥胖，还伴有疲乏，没精神，大便不成形，小便量少，舌头胖大，有齿痕，舌苔是呈颗粒状的白腻苔，舌中有裂纹，脉象是沉细脉，辨证属于早衰型肥胖。

我给她开了健脾补气祛湿的方子，并建议她重点按摩几个穴位。一个星期后，她欣喜地告诉我，自己明显感觉代谢变快了，因为小便增多了，而且精神变好了，小腹明显变平坦了。

我建议她继续保持良好的生活习惯，增加一些锻炼，保持身体气血的流通。

我让她按摩的穴位是：足三里、天枢穴，如果大家也有这种小腹肥胖、大腿根部肥胖的情况不妨试一试。

足三里穴

取穴方法：找到膝眼的凹陷处，四个手指并拢，将食指放在膝眼处，小指对应的地方就是足三里。

或将大拇指与四指垂直，四指竖直，大拇指放在髌骨的上外缘，中指对应的地方就是足三里。

按摩方法：按摩足三里穴一般将食指和中指并起来共同揉按，每次200~300下，顺时针和逆时针交替进行。不拘时间，有空就按。

在按摩这个穴位时，如果时间长了感觉刺激不明显了，可以用拳头敲打两侧足三里穴。也可用艾条做艾灸，每周艾灸足三里穴位1~2次，每次灸15~20分钟。艾灸时应让艾条的温度稍高一点，使局部

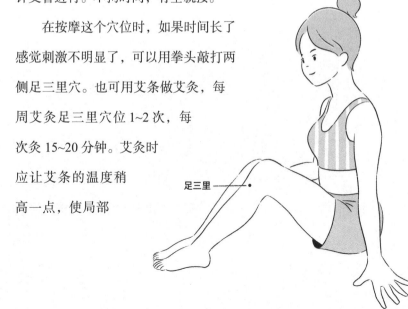

足三里

皮肤发红，艾条缓慢沿足三里穴上下移动，以不烧伤局部皮肤为度。

功效：补中益气，健脾祛湿，增强消化功能，加快排泄。这个穴位是最方便、见效最快的健脾穴位，也是治疗消化系统疾病、补益气血的明星穴位。

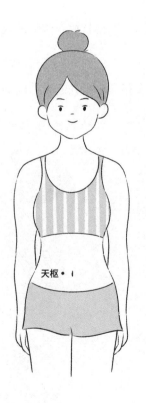

天枢穴

取穴方法：天枢穴在中腹部，肚脐左右两寸——并拢三指，肚脐向左右三指宽的地方就为天枢穴。

按摩方法：平躺用双手拇指或者中指按压两侧天枢穴半分钟，然后顺时针方向按揉两分钟，以局部感到酸胀并向整个腹部发散为好。每天按揉 3~5 次。

功效：主治一切大肠疾病，可以加快大肠蠕动，排泄宿便。

什么是黑胖胖？

黑胖胖形成的原因：体内血瘀重

有一种长得黑的人，不是真的皮肤黑，而是身体为血瘀体质、体内代谢差造成的，这种人抹再多的增白化妆品都无济于事，但是只要活血化瘀就能变白。

除了肤色比一般人黑，大家会发现有许多人的颈部、面部以及关节周围都会有色素沉着，我把这类人叫作黑胖胖。

黑胖胖，男女均可见，但男性居多，而且他们大多数都是在中年以后开始发胖。其实，这也跟身体机能下降有一定关系，是一个恶性循环——瘀血在体内的时间久了，就会堵在血管里，让血液流动变慢，黏稠度增加，血脂偏高，血管变硬，再加上气血亏虚，没力气推动血液运行，代谢废物的能力不足，又会加重瘀血的存在，从而导致自己越来越胖。

这类人大多都存在血液循环不良的问题，长久下来，容易出现三高，即高血压、高血糖与高血脂。

黑胖胖是三种胖胖中问题相对严重的一种。

常见导致血瘀的原因

① 外伤会导致血瘀

例如，身体摔伤、扭伤、磕碰导致血管破裂等因素都会让瘀血在体内形成。

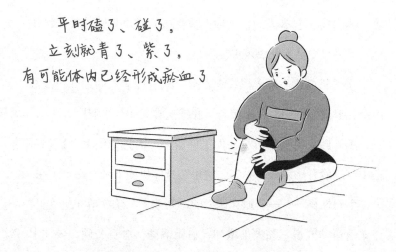

平时磕了、碰了，
立刻就青了、紫了，
有可能体内已经形成瘀血了

② 手术会导致血瘀

做手术导致瘀血的情况也很多，如现在不少女性生孩子都是剖腹产，生产的过程本身就容易产生瘀血，但很多人不清楚，也没有化瘀。

在临床上，我比较喜欢推荐有外伤或者手术史的女孩子服用一些三七粉来祛除体内多余的血瘀。大家可能知道有很多其他活血药，比如，桃仁、红花等，但是一般的活血药兼有破血作用，就是活血之后容易出血，但是三七却能活血而不破血，且能起到活血而不留瘀的作用。

三七粉服用方法：取三七粉 1.5 克，开水冲服，每日 2 次，坚持一周。

③ 生气会导致血瘀

很多人不知道，生气会在体内产生血瘀。因为血是跟着气走的，生气的时候，肝气郁结在那里，血也跟着走不动了。所以大家要经常保持一个好心情。

④ 体虚会导致血瘀

从中医的角度来讲，血瘀是疾病发展到最后形成的一种病理状态，往往刚开始是虚、气血不足，之后慢慢发展成身体有湿，时间久了发展成为痰。

痰比湿的浓度更高，更黏稠，如果不干预进一步发展会形成瘀，就是我们说的痰瘀互阻，是很麻烦的问题。

痰瘀互阻不仅不容易解决，而且容易形成有形的病理产物，比如，肿瘤、结节、增生、囊肿——在中医看来都是痰湿、血瘀在身体里作怪。

所以，咱们养生一定要在疾病发展初期就去干预，等到严重了再去治，就很难了。

建议大家每年除了做一次西医体检，还要每年去看一次中医做一次中医体检，这样会更加全面地了解我们的身体。

⑤ 受寒会导致血瘀

温度低的时候，你的血液流动会变缓，甚至凝住，若停留在体内某些特别细小的位置，则会形成瘀血。

如果把我们的血管比作一条河道，当水流很慢的时候，这条河里面的垃圾会堆积得越来越多，排不出去，最后发腐、发臭，甚至堵塞河道——我们就会越来越胖。

黑胖胖有哪些特点?

特点一: 脖子周围会发黑, 面部、关节周围有色素沉着

通常, 黑胖胖面部最明显的瘀斑位置在眼周, 此外颈部、腋下、手指关节周围都有黑色素沉着。

西医认为这是一种疾病, 与内分泌紊乱有关, 而中医认为这就是血瘀证的表现, 瘀血在脖子周围沉积了, 血液都堵在脖子周围, 颜色自然而然也就变黑了。

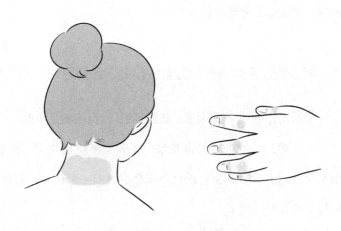

黑胖胖脖颈、关节总发黑,
是有瘀血在体内

特点二：全身肥胖，伴有大肚子

黑胖胖通常全身壮胖，脂肪密度高，看起来结实，特别是腹部脂肪比较多，摸起来硬硬的。

特点三：记忆力差，经常喉咙干，皮肤干燥、粗糙

血瘀体质的人看上去比同龄人成熟、衰老，有些黑胖胖，明明是只有十五六岁的孩子，看起来就像 30 多岁一样，显得很成熟。因为血液循环不好，记忆力就差，喉咙发干，喝水也不解渴，皮肤毛孔通常比较粗大。

特点四：身体有些地方常常疼痛，比如腰痛、肩痛等

俗话说得好："不通则痛，痛则不通"，说的就是瘀血。

大家想想，我们血管都被堵上了，血液流得肯定不顺畅，根本没法营养身体。大脑通过疼痛会给我们一个信号，告诉我们哪个地方有问题了。

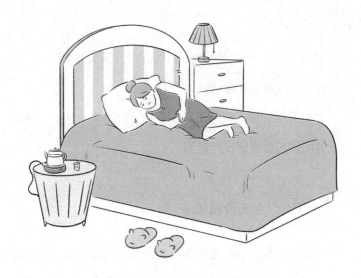

痛经可能不是因为喝了冰水，
而是体内有瘀血

　　而且，女性体内有了瘀血之后，经期就会出现痛经，严重
的可能还会伴随经少、经闭。

特点五：舌头通常呈紫色且舌苔发白，或舌头上有瘀斑

　　常见的舌象有两种，一种是舌头颜色是紫色的，舌苔发

白，舌苔厚腻。

第二种舌头可以看见瘀斑（点），舌头上这种红色小点，有的在舌尖，有的在舌两侧。

如果黑胖胖的舌头伸出来能看见上面有青一块紫一块的斑点，说明体内瘀血比较严重了。

特点六：白天没精神

黑胖胖不像白胖胖晚上会失眠，他是能睡觉的，就是白天起来没精神，睡久了也不解乏。

通俗点说，咱们的血管被堵住了，而血液是用来交换氧气和二氧化碳的，我们的血液流动一慢，氧气输送都不及时了，人哪还有精神？

特点七：血色比较暗

如果一个黑胖胖去抽血，我们会发现他的血色也是比较暗的，因为他身体里的含氧量低，瘀血较多。

黑胖胖体形常常是全身型肥胖

　　我在临床中常常见到这一类人，从小喜欢吃油炸鸡腿、薯片，喝可乐、冷饮，还不到 20 岁就全身型肥胖，而且面色偏黑，看起来比同龄人成熟许多。还有一类人，喜欢喝带气的饮料，爱喝啤酒，吃东西油腻，所以腹部格外突出，容易形成大肚子的腹型肥胖。

黑胖胖自测表

	症状
☐	你面色晦暗，皮肤偏黑吗？
☐	你容易有黑眼圈吗？
☐	你口唇颜色偏暗吗？
☐	你容易忘事吗？
☐	你看起来比同龄人显得成熟吗？
☐	你身体上哪里疼痛吗？
☐	你感觉身体疲累，白天没精神吗？

※　如果大家体内存在瘀血，就可能有这些表现，一旦有了这些信号，我们就要及时调理。

黑胖胖的调理方法有哪些？

黑胖胖的调理方法一：喝血府逐瘀汤

曾经有位 30 岁左右的女性找到我，想请我帮她调理身体。

她来的时候是黑胖黑胖的，自诉体重 99 公斤，头发稀少且爱出油，月经量少、颜色黑，痛经十分严重，有时整夜都睡不着觉。

她说，自己基本上每天都运动，强度也不小，而且节食（基本不怎么吃主食），却怎么也不掉秤，把她给急坏了。

我了解了她的情况后，给她用补气活血的汤药加上穴位的治疗，几个月瘦到了 75 公斤，像是变了一个人。

她以前买的衣服完全不能穿了，而且皮肤还变好了，没有以前那么黑了，人也显年轻了。她特别高兴，说："没想到减肥的同时还能美白！"

在临床中遇到像这种血瘀型黑胖胖，我非常喜欢用血府逐瘀汤。

血府逐瘀汤，是清朝王清任所创的一个处方，出自《医林改错》，具有活血化瘀、行气止痛之功效。这个方子为四逆散合上四物汤。四逆散是散胸腔郁积之气的，四物汤可以补血。服用此方既可以行气，还可以补血、活血。

血府逐瘀汤

配方：

桃仁 12 克　红花 9 克
当归 9 克　生地黄 9 克
牛膝 9 克　川芎 4.5 克
桔梗 4.5 克　赤芍 6 克
枳壳 6 克　甘草 6 克
柴胡 3 克

用法：

水煎服。

叮嘱：

如果属于明显的虚证，而且还没有形成明显的血瘀证的时候，不适合服用此汤剂，否则容易伤正气。

方中桃仁破血行滞而润燥；红花活血祛瘀以止痛；赤芍、川芎辅助活血祛瘀；牛膝活血通经，祛瘀止痛，引血下行；生地、当归养血益阴，清热活血；桔梗、枳壳，宽胸行气；柴胡疏肝解郁，与桔梗、枳壳同用，尤善理气行滞，使气行则血行；甘草调和诸药。合而用之，使血活瘀化气行，对于调理黑胖胖的代谢紊乱、内分泌紊乱有很好的干预治疗作用。

黑胖胖的调理方法二：常按活血养血穴位

黑胖胖减肥，需要配合活血化瘀、打通脂肪排泄通路，使脂肪能够顺畅排出体外，才容易减肥成功。

给大家介绍几个非常好用的活血养血穴位，大家不妨在家里试一试，不仅可以减肥还可以调节内分泌，起到美白的效果。

三阴交穴

三阴交穴是三条阴经汇集点，也就是肝、脾、肾经同时路过的地方，按这一个穴位就相当于把这三脏均疏通调理了。脾统血，肝藏血，因此，三阴交可以调和气血，利水消肿减肥。

取穴方法：正坐屈膝成直角，除大拇指外，其他四个手指并拢，横着放在足内踝尖（脚内侧内踝骨最高的地方）上方，小腿中线与手指的交叉点就是三阴交穴。

按摩方法：最好选择每天上午 11 点左右，用中指或大拇指指腹按揉左右小腿内侧的此穴位，各 20 分钟，可排体内湿气、浊气，并对女性月经紊乱、男性内分泌不调均有改善。

艾灸方法：用艾条灸 10 ~20 分钟，以温热为度。

血海穴

俗话说，补血找血海，补气找气海。血海穴属于脾经，是足太阴脉气所聚集处，如同气血归集之海，所以穴名"血海"，按摩此穴能治所有与血有关的疾病，有补血活血的作用。

取穴方法：将自己的腿绷直，在膝盖内侧会出现一个凹陷处，凹陷上方有一块隆起的肌肉，肌肉顶端为血海穴。

按摩方法：每天点揉两侧血海穴 3~5 分钟，能感到穴位处有酸胀感即可，以轻柔为原则。每天上午 9 时 ~11 时刺激效果最好，因为这个时段是脾经当令，脾经经气旺盛，人体阳气呈上升趋势，所以按揉能起到很好的活血效果。

艾灸方法：艾条灸 30 分钟左右，以温热为度。

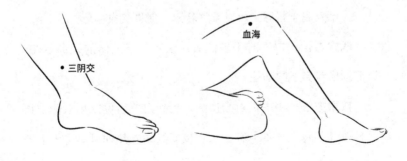

艾灸三阴交、血海穴，
可以补血活血，面若桃花

天枢穴

天枢穴属于大肠经，可以理气止痛，活血散瘀，有促进大肠蠕动的作用，可治疗消化不良、便秘、腹胀、恶心等症状，并达到减肥效果。

取穴方法：天枢穴在中腹部，肚脐左右两寸——并拢三指，肚脐向左右三指宽的地方就为天枢穴。

按摩方法：可以用掌根按揉天枢穴，也可以以肚脐为中心，经常画圆，这种按摩叫作摩扶法，这也是最常用的减肥按摩手法。或采用大拇指按揉的方法，力度稍大，以产生酸胀感为佳，每次 3~5 分钟，每日 1~2 次。

艾灸方法：艾条灸 10~15 分钟。

大椎穴

大椎穴属于督脉，可以益气壮阳，促进气血循环。

取穴方法：取穴时正坐低头，该穴位于人体的颈部下端，第七颈椎棘突下凹陷处。

按摩方法：用手指点按揉法，找到穴位后可以用双侧中指交替按揉，每次 3~5 分钟，让穴位变红稍发热即可。每天上午按揉效果最佳。

艾灸方法：艾条灸 10~15 分钟。

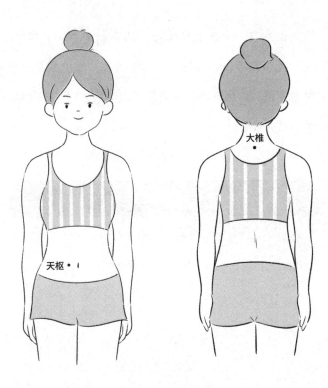

艾灸天枢、大椎穴，
可以促进血液循环，
加速排出体内毒素

黑胖胖的调理方法三：喝四味降脂茶

给大家分享一个医者私家珍藏的降脂配方——四味降脂茶，这个代茶饮不仅口感佳，颜值也很高，泡出来是红色的。从中医角度讲，红色入心，本身就可以活血，对于调理黑胖胖有非常不错的效果。

四味降脂茶

配方：

藏红花 5~6 根
荷叶 3 克
红曲米 3 克
陈皮 6 克

用法：

将以上四味食材用天然过滤茶包装起来，每天用开水冲泡 1~2 包，代茶饮用。

叮嘱：

如果没有明显的血瘀证，没有血脂高的现象，不必长时间饮用，以防造成胃部不适。

这个配方在临床经历了多例患者的实践，可以明显减小腰围及减轻体重，而且对于高脂血症有干预作用，这四味药都是药食同源的食材，比较安全有效。

藏红花属于名贵药材，是活血佳品，还可以抗衰老，延缓动脉粥样硬化；荷叶消脂减肥；陈皮醒脾化湿；红曲可以健脾消食。据说元朝时期，曾有一李姓人家做的红烧肉色香俱佳，而且怎么吃也不觉得油腻，多年后李家人公开了吃红烧肉不胖的秘密在于红曲。红曲还可活血化瘀，现代研究表明红曲可以有效降低血脂，是天然的降脂药。

黑胖胖的调理方法四：活血减脂泡脚方

脚上有许多穴位，通过温水泡脚刺激穴位，可以加速血液循环，增加新陈代谢，使体内毒素及时排出，达到减肥的目的。

我有一个患者，是一位地铁司机，因为常年生活不规律，而且运动很少，加上吃得比较多，不控制，导致体重越来越重，他来找我的时候已经将近200公斤。他的皮肤比较黑，爱出油，是典型的黑胖胖，而且属于阳虚发展出来的血瘀，舌头颜色淡紫，胖大，舌苔是白腻苔，大便不成形。因为太胖，血脂也高，身体沉重，没有办法再工作，只能休假在家。

我给他辨证属于黑胖胖，于是给他针灸的同时让他用一个活血减脂方坚持每天泡脚，一个月后他的体重减了 15 公斤。他非常高兴，皮肤变得比之前白了，人也年轻了，精神了。

活血减脂泡脚方

配方：	用法：
丹参 30 克 红花 20 克 艾叶 20 克 附子 10 克 陈皮 30 克 山萸肉 20 克 苏木 10 克 牛膝 10 克	把上述中药放在纱布里面包好，放在锅里用清水煮沸，大约煮 20 分钟后，使中药成分充分发挥出来后，放在洗脚桶里。 **叮嘱：** ① 每日泡脚最多 30 分钟，水温不宜过高。 ② 有严重心脏病及糖尿病的人不宜用过高水温长期泡脚。

这个方子加入丹参、红花等直接活血；艾叶、附子温阳，陈皮行气间接活血，山萸肉可以滋养肝肾，保护血管。整方具有活血通经络的作用，对黑胖胖很有好处，经常用此方泡脚除了可以缓解疲劳之外，还能促进血液循环等，达到温阳、活血、减脂的目的。

黑胖胖的调理方法五：喝瘦身补血鸡汤

在此方中，当归活血补血，桃仁、红花活血，党参益气，特别适合那些气血不足、有血瘀症状的黑胖胖们。

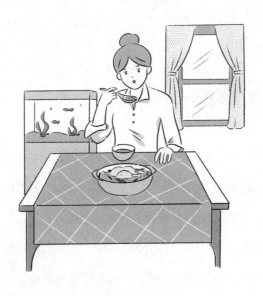

常喝瘦身补血鸡汤，
让你变瘦变美

瘦身补血鸡汤

配方：	用法：
当归6克 桃仁3克 红花3克 党参6克 鸡1只	先将鸡肉用热水氽一下，撇去血沫，然后将药材与鸡肉放入锅中，加清水煲汤，适当调味即可。 **叮嘱：** 女性月经期间不宜服用。

适合黑胖胖的专属经络操

黑胖胖的主要肥胖原因是体内的瘀血阻碍了营养的输送，影响了废物的排泄。调理方法主要是要活血化瘀，只要体内的管道都通了，不堵了，也就从根源上解决了肥胖。

给大家推荐"中华通络操"中的"十指花开通气血"和"剑指踢腿疏肝经"两式，这两个动作能够很好地通畅咱们身体的经络。

　　"十指花开通气血"主要运动的是我们的上肢，手指与手腕部。中医讲，体内气血的运行通道主要是经络，第一个动作主要疏通了手部的六条经络，尤其是在活动手腕的同时，刺激了我们腕部的穴位。

　　针灸中有"井、荥、输、经、合"五腧穴的理论，手腕部就有其中的一类穴位，叫作输穴。《黄帝内经》中说"所注为输"，说的就是这个位置，是咱们体内经气进行转输的地方，这个位置就像入海口一样，气血由弱变强，疏通了这里就能使气血流通更加顺畅，瘀血也就不攻自破了。

　　"剑指踢腿疏肝经"主要是依靠剑指和踢腿刺激经络，达到活血疏肝的目的。中医里的肝主管疏泄，其中就包括了调畅气机和调畅情志这两个作用。不仅如此，肝还是贮藏血液和调节血流量的地方，所以一定要保证肝气的顺畅，不然身体里的瘀血就会越来越严重。

"十指花开通气血"

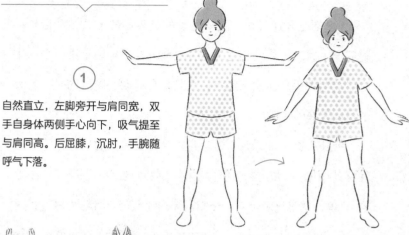

① 自然直立，左脚旁开与肩同宽，双手自身体两侧手心向下，吸气提至与肩同高。后屈膝，沉肘，手腕随呼气下落。

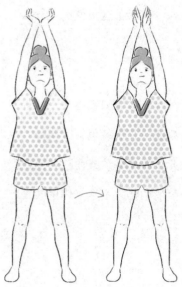

② 双手上举至头顶，手腕根部相接，手指展开如同花朵状。翻转手腕，手指外开。

略停顿后再翻转手腕，双手手心向上。从头上向前平行落下，左脚收回。

③

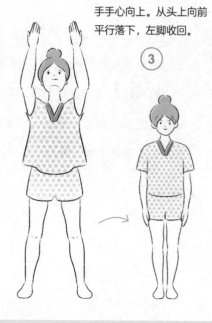

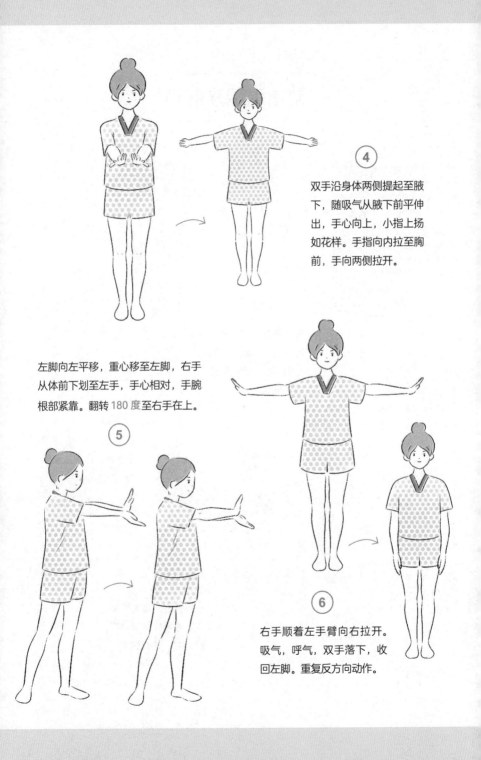

④

双手沿身体两侧提起至腋下，随吸气从腋下前平伸出，手心向上，小指上扬如花样。手指向内拉至胸前，手向两侧拉开。

左脚向左平移，重心移至左脚，右手从体前下划至左手，手心相对，手腕根部紧靠。翻转180度至右手在上。

⑤

⑥

右手顺着左手臂向右拉开。吸气，呼气，双手落下，收回左脚。重复反方向动作。

"剑指踢腿疏肝经"

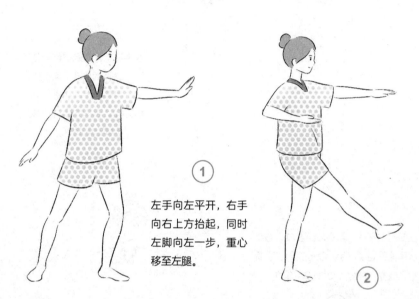

① 左手向左平开，右手向右上方抬起，同时左脚向左一步，重心移至左腿。

② 双手变剑指，右腿向左踢出，右手拉至腰前，左手向前平举。

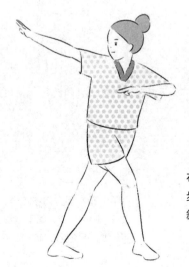

③ 右脚向左下落为弓箭步，双手剑指指向右斜上方，身体左倾。

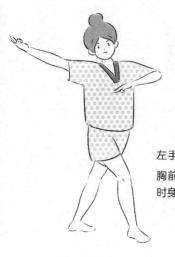

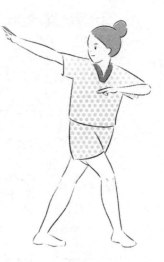

④ 左手不动，右手从下经
胸前向上画圈360°，同
时身体后仰。

⑤ 再恢复到前倾，右手
回到指向右上方。

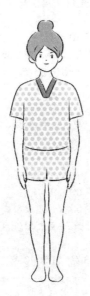

⑥ 恢复站立姿势。重复
反方向动作。

给黑胖胖的食谱

● ● ● ● ● ● ● ● ● ● ● ● ●

适合标准体重在 45~55kg 　　 1200 Kcal（千卡）食谱参考

早餐	菜品	醋熘卷心菜（卷心菜 80 克）
	蛋类	水煮蛋（鸡蛋 1 个）
	主食	玫瑰杂粮浆（干玫瑰花 5 朵、红米 20 克、糙米 20 克、核桃 5 克破壁）
	奶类	牛奶（150 毫升）
	加餐	山楂菊花茶（300 毫升）（山楂 3 克、菊花 1 克）
午餐	菜品	① 蒜泥红苋菜（苋菜 80 克） ② 洋葱烧鸡肉丁（洋葱 80 克、鸡胸肉 35 克） ③ 海带拌金针菇（水发海带 50 克、金针菇 20、红椒 10 克）
	主食	藜麦黑豆饭（藜麦 20 克、大米 20 克、黑豆 10 克）
	加餐	苹果（100 克）
晚餐	菜品	① 清炒小油菜（油菜 80 克） ② 芹菜拌木耳（西芹 50 克、水发木耳 20 克） ③ 番茄黑鱼片（西红柿 70 克、黑鱼 50 克）
	主食	燕麦小米饭（燕麦 20 克、小米 10 克、大米 10 克）

备注：全天用油 20 克、盐 6 克。

适合标准体重在 55~60kg　　　1400 Kcal（千卡）食谱参考

早餐	菜品	西红柿鸡蛋面（干荞麦面条 40 克、鸡蛋一个、小青菜 30 克、西红柿 80 克）
	奶类	纯牛奶（150 毫升）
	加餐	山楂陈皮饮（300 毫升）（干山楂 5 克、陈皮 3 克）
午餐	菜品	① 韭菜炒绿豆芽（韭菜 80 克、绿豆芽 20 克） ② 熟地当归鸡汤（当归 5 克、熟地 5 克、乌鸡 70 克、莲藕 150 克） ③ 素炒三丝（白萝卜 100 克、红椒 20 克、紫包菜丝 20 克）
	主食	蒸山药（250 克）
	加餐	樱桃（150 克）
晚餐	菜品	① 芹菜烧豆腐（药芹 80 克、老豆腐 100 克） ② 果蔬沙拉（紫包菜 50 克、圣女果 20 克、球生菜 20 克、腰果 8 克） ③ 清炒虾仁（虾仁 100 克、黄瓜 100 克）
	主食	黑米饭（黑米 30 克、大米 20 克）

备注：全天用油 20 克、盐 6 克。

适合标准体重在 60~70kg　　1600 Kcal（千卡）食谱参考

早餐	菜品	醋拌黄瓜（黄瓜 100 克、水发木耳 20 克、花生米 12 克、醋适量）
	蛋类	香葱蒸鸡蛋（香葱 10 克、鸡蛋 1 个）
	主食	黑米黑豆粥（黑米 25 克、黑豆 15 克、大米 10 克）
	奶类	纯牛奶（250 毫升）
	加餐	玫瑰枸杞茶（300 毫升）（干玫瑰 1 克、枸杞 5 克）
午餐	菜品	① 清炒花菜（花菜 100 克） ② 菠菜猪血汤（菠菜 50 克、猪血 150 克） ③ 凉拌手撕杏鲍菇（杏鲍菇 100 克、胡椒粉少许、醋少许）
	主食	大米红豆饭（大米 50 克、红豆 25 克）
	加餐	李子（200 克）
晚餐	菜品	① 酱浇秋葵（秋葵 80 克、白芝麻少许） ② 蒜蓉西蓝花（西蓝花 100 克、胡萝卜 20 克） ③ 山楂炖牛肉（牛肉 80 克、干山楂 5 克、白萝卜 150 克）
	主食	黑米红枣饭（黑米 25 克、大米 20 克、红枣 10 克）

备注：全天用油 20 克、盐 6 克。

适合标准体重在 70~80kg　　1800 Kcal（千卡）食谱参考

早餐	菜品	热拌五彩丝（泡发木耳 20 克、金针菇 20 克、紫包菜 50 克、黄瓜丝 30 克、洋葱丝 50 克）
	蛋类	煎鸡蛋（1 个）
	主食	玉米馒头（100 克）
	奶类	无糖酸奶（130 毫升）
	加餐	山楂苹果茶（300 毫升）（山楂 5 克、苹果 50 克） 花生（15 克）
午餐	菜品	① 蒜泥空心菜（空心菜 200 克） ② 卤牛肉（牛肉 80 克，葱、姜、香叶、八角、桂皮适量） ③ 番茄烧豆腐（西红柿 200 克、老豆腐 100 克）
	主食	糙米红豆饭（糙米 45 克、红豆 15 克、大米 15 克）
	加餐	红心火龙果（150 克）
晚餐	菜品	① 醋熘白菜（白菜 100 克、红椒 20 克） ② 冬瓜虾米（冬瓜 200 克、虫草花 50 克、虾米 50 克） ③ 香煎鳕鱼（鳕鱼 80 克、胡椒粉少许）
	主食	荞麦小米饭（荞麦 25 克、小米 20 克、大米 20 克）

备注：全天用油 20 克、盐 6 克。

董医生建议

① 每一种加餐喝的茶都可以根据自己的体质在相对应的食谱替换。

② 不可多吃的食物：芋头、红薯、蚕豆、鸭肉、梨、西瓜、香蕉等。

③ 药食同源食材如当归、熟地、田七、山楂、玫瑰只能用在相对应体质食谱，不可替换。

延伸阅读：什么是"血"？什么是"瘀"？

在说瘀之前，先跟大家说说耳熟能详的血吧。这个血和前面说的气在概念上是一样的，都是构成人体和维持人体生命活动的基本物质之一。

大家想想前面说的汽油，其实就能明白了，开车不能没有汽油和人身体才能没有血是一样的。

中医说的"血"比西医说的"血液"范围更广，它不特指像红细胞、白细胞、血小板这类看得见的有形物质，而是泛指能够濡养机体、脏腑的物质。

中医所言的血虚，更注重血的功能，主要是通过临床表现来诊断，是对头晕眼花、手脚发麻、面色苍白和萎黄、妇女月经量少、心悸失眠、闭经等一系列症状的总概括，未必有血象的异常。西医说的贫血则是指外周血液中血红细胞容量减少，可以通过查血结果中血红蛋白的量来诊断。

说完了血，这个瘀也就好理解了。平时大家听到这个词，基本都是一些广告中，帮我们活血化瘀一类的。其实瘀的意思就是血流不顺畅了，像有的心梗、脑梗的人，为什么会梗死呢，就是血管里血液流得慢了，一些脏东西血冲不走了，就和血液慢慢融合了。咱们平时说的动脉粥样硬化就是这么回事，然后结合得越来越多将血管堵死了，就成了心梗、脑梗。

此外，中医还称瘀为"离经之血"，什么意思呢？

其实这个也比较简单，平时咱们如果摔伤了，腿上、胳膊上青一块紫一块的，这个就是瘀。还有，女性每个月来的例假，那个也是离经之血，但是咱们排出去的，有的时候多，有的时候少，有的时候还有结块，但不管怎样，都是不好的东西。

刚才说的黑胖胖，之所以男性多发，其中一个原因是女性有月经现象，这也是一种自我"排毒"啊！

你是哪类胖胖？

前面给大家介绍了三个胖胖的故事，我给大家总结了一个表格，便于大家更好地区分三种胖胖！

快速区分三种胖胖

	白胖胖	黑胖胖	黄胖胖
舌 / 舌苔	胖大、色淡	瘀斑（点）	齿痕、苔黄厚腻
口味	口淡	口气重	口苦口干
皮肤	惨白	肤色黑，干燥、不光洁	肤色萎黄，发油、起痘
全身状况	乏力、爱出汗、怕热、浮肿	黑眼圈、色素沉积、疼痛	食欲旺盛、脱发、皮炎、湿疹
大便	排便困难，使不上劲	大便较黏腻，或不成形	便秘，或者大便粘马桶

大家以后可以用这个表格来和自己出现的症状进行对照，看看自己属于哪一类，就可以"对症下药"了。

　　我们虽然把肥胖分成三大类——白胖胖、黄胖胖、黑胖胖，其中，黄胖胖又分为三小类，但人是一个复杂的整体，不是说一个人体内有阳虚体寒，就只有阳虚体寒，没有湿，没有血瘀，不是这样的，它只是以其中一个为主。我们治疗的时候也是有主有次，比如白胖胖我们会以温阳化气为主，再少量加一些祛湿方法。如果是黄胖胖我们是以祛湿为主，少量地补气……

　　所以，我们周围的胖胖，你说他有湿是正确的，说他阳虚也是正确的，但要分清主次。

Part 5

肥胖会伴随哪些症状出现？

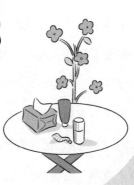

胖人脖颈发黑怎么办？

胖人脖颈发黑是一种色素沉着

我有一个患者，脖颈、眼周、腋窝的位置都是黑的，怎么洗也洗不干净，我建议他查血糖和胰岛素，检查结果显示血糖、胰岛素水平都升高，这把他吓坏了。

其实这种色素沉着在医学上叫作黑棘皮，是一种表现在皮肤上的代谢性疾病，通常位于皮肤皱褶处如颈部、腋窝、前额和肘前窝等处，有的还会伴有局部皮肤增厚，以颈部最为常见。

良性黑棘皮病最常见于肥胖和胰岛素抵抗的人，需要积极控制体重，降低糖尿病风险。此外高雄激素血症、多囊卵巢综合征、多毛症等内分泌疾病也可导致颈部色素沉着。

也不是所有的黑棘皮都伴有代谢异常，我还见过假性黑棘皮，一个 20 岁的姑娘，因为眼圈、颈部、腋下皮肤发黑来看病，她检查了血糖、血脂、激素都没有发现异常，她因学习压力大，劳累后出现皮肤颜色加深，比之前严重，并且面部出现痤疮，很影响美观。我们采用中药治疗，我给她推荐了一个方子，她喝了两个月，皮肤发黑处明显减轻，痤疮也比之前好转。

我的建议第一是适当运动，体形肥胖的人从体质上讲属于"偏阴质"。中医讲："动则阳气升"，人体阳气可以类比自然界的太阳，太阳出来冰雪消融，运动之后，人体痰浊、瘀血这些属阴的邪气也会消除。

除了运动，平时肥胖、色素沉着、伴有怕冷的人可以使用温经活血祛痰的药物，帮助机体祛除邪气。

胖人身上有色素性沉着，喝茯苓桂枝汤

曾经有一个 18 岁的女性，身高 1.62m，体重达 70 公斤，面色发暗，颈部色素沉着明显，腹部壅满，双下肢尤以膝关节以上粗壮，无水肿，脉象沉缓有力，舌胖大，苔厚腻。食欲良好，平时稍微运动后还有气短的现象。月经不规律，量少色暗。

我给她针灸的同时，推荐她喝茯苓桂枝汤，两个月后复诊，体重降至 55 千克，且颈部颜色明显变浅。

茯苓桂枝汤

配方：

茯苓 10 克
桂枝 10 克
白术 15 克
生山楂 10 克

用法：

将水煮开冲泡此方，5 分钟后可以饮用。

叮嘱：

这个小方子来自临床报道经验方，曾有人服用此加减方，6 个月体重下降 34 公斤。

伴有胸闷、气短的胖人，用紫苏叶菖蒲汤煮水泡脚

曾经有一位女性患者，32 岁。过来就诊时，体形肥胖，并伴有胸闷、气喘，活动及情绪激动后加重，舌头较胖大，苔稍微白腻，脉细。我建议她用此方回家坚持泡脚，一个月后胸闷症状明显好转，体重也掉了 3 公斤。

　　方中紫苏有发汗解表、理气宽中的作用，对肥胖患者气不顺的症状有很好的作用。石菖蒲能辟秽开窍，宣气逐痰，对肥胖患者因痰湿中阻而引起的胸闷、气短效果较佳。泽泻具有利水渗湿、泻热、化浊降脂的功效。现代研究表明，泽泻还具有降血脂、抗动脉粥样硬化等作用，有助于消肿减肥。

　　通过临床观察显示，多数患者用此方后胸闷、气短等症状明显缓解，且年龄愈小效果愈佳。

紫苏叶菖蒲汤

配方:	用法:
紫苏叶 20 克 石菖蒲 20 克 泽泻 15 克	将以上三味药用纱布包好后放在锅中煎煮 30 分钟，倒入洗脚盆，晾温泡脚。刚开始可每日泡 30 分钟左右，一周后可以隔日泡一次，坚持一个月。

胖人伴有眼泡肿

经常有找我减肥的人问我："医生，我怎么总是早上起来眼睛肿呀，头还晕晕沉沉，就是懒得起床，要是起来活动活动能稍有减轻？"

中医称上下眼睑为"肉轮"，眼睑浮肿责之于脾——当脾胃虚弱，不能将水液有效地代谢时，就会出现前面那个患者描述的情况。

胖人多伴有脾胃虚弱，加之缺少运动、熬夜、吃夜宵、喜食冷饮以及一些不易消化的肉类等，不但增加了胃肠道的负担，更使得脾胃功能愈发虚弱。脾虚，水液代谢障碍的人的身体就好似一个储水槽，当晚上睡觉的时候，水是均匀分布的，由于眼睑部位皮下组织疏松，早上起来眼泡就水汪汪的；而当身体站起来，水就往下走了，眼泡肿就会好些，同时有可能引起下肢及脚面浮肿，而且全身多处于困乏慵懒的状态，甚至还有腹胀不易消化、大便溏等症状。

黑咖啡加肉桂粉，有效缓解眼泡肿

最近黑咖啡成了许多健身减肥爱好者的宠儿，因为不但能品味咖啡原始的浓香，它还具有抗氧化、保护肝脏、提高代谢的作用，在健身运动前喝上一杯，不但可以补充体能，还能帮助脂肪较快地分解，可谓是减肥的助力棒。但要想在运动减肥的同时更加有效地祛除体内湿邪，加入一点肉桂粉就可以起到事半功倍的效果。

为什么呢？想想雨后地面上的水，天气阴凉地面就不容易干，而当太阳一出来，地面的水干得就非常快了，那么这时肉桂粉就成了你身体里的小太阳。肉桂性温，补火助阳，散寒止痛，而且又有调节胰岛的功能、辅助降糖的功效。

应该注意的是，黑咖啡本身味道很苦，想要减肥的人可以加入适量的牛奶，但绝对不可以加入糖甚至奶精调味，那样不是减肥而是增肥！而且，平素体质易上火，经常口腔溃疡的人以及孕妇，不建议喝加肉桂的黑咖啡。

点陷谷、肾俞穴，很快消除眼泡肿

在我们的面部分布着一条人体气血最为旺盛的经络——足阳明胃经。当我们晚上吃了很多水果、夜宵，再加上熬夜，胃肠道不能按时休息的时候，就会出现经络阻塞不通，而颜面部水肿以及眼泡肿的症状。

陷谷穴

取穴方法：陷谷穴位于足背部，第 2、3 脚趾根结合部后方凹陷处。

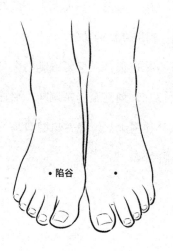

眼泡肿不用急，
按陷谷穴就能消

• 陷谷 •

按摩方法：用我们的拇指或中指顺时针按揉陷谷穴 2 分钟，局部有酸胀感为度。

陷谷穴为胃经经水聚集之处，胃经行于面部眼睑周围，按摩此穴即有改善眼泡肿的功效。

肾俞穴

取穴方法：肾俞穴位置在腰部，在和肚脐同一水平线的脊椎左右两边双指宽处。

按摩方法：取站位，两掌对搓，将掌心搓热后，贴于肾俞穴上，上下摩擦 1 分钟，局部皮肤有温热感为宜。早晚各一次。

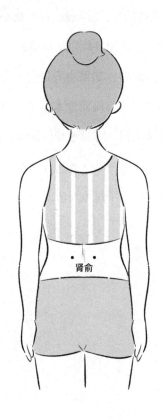

肾俞

摩擦肾俞穴可补充身体的阳气，此法是在给身体加温，太阳出来了水液蒸发自然就变快了，故可有效改善眼泡肿，以及失眠、腰膝酸冷、夜尿频、黑眼圈等症状。

一旦出现眼泡肿的症状，还应与一些其他疾病相鉴别，比如甲状腺功能减退、肾脏疾病及眼周局部脂肪原因造成的眼泡肿，治疗原发病以缓解症状。

此外，如果当天进食大量很咸的食物，或是含钠较多的食物，引起口渴而饮水量大，也会出现第二天眼泡的浮肿。食入大量的糖，可导致身体的炎症反应而出现眼泡肿。

还有一些人吃完全麦面包第二天出现眼泡肿，可能是对麦麸痤产生了过敏反应。所以，一旦出现眼泡肿可不能一概而论。

情绪不佳的胖胖要如何调理?

二花薄荷茶

玫瑰花有理气和血、疏肝解郁的作用,如肝气郁滞引起的胃痛胃胀、月经不调最适合饮用;槐花具有清肝泻火的功效,现代研究显示,槐花还具有降血脂、抗氧化、抗焦虑等作用;薄荷可以疏肝理气。

二花薄荷茶

配方:

玫瑰花 5 克
槐花 5 克
薄荷 5 克

用法:

将上述原料用水洗净,放入保温杯里,加入开水进行冲泡,代茶饮即可。也可将原料放入养生壶内煮沸,味道更浓厚。

叮嘱:

因此茶稍寒凉,所以只适合有肝火、胃火之人饮用,如果胃寒则不适合。

三味药放在一起泡茶饮用可以疏肝理气，让心情舒畅，抑制肝火，调解代谢，从而达到减肥的目的。

此茶饮尤其适合春天饮用。

搓揉胁肋，可以疏肝解气、减肥

将手掌置于我们身体两侧肋骨最下缘的位置，沿着图示方向快速摩擦，每次 3~5 分钟，每天早晚各一次。

此处有章门和期门二穴，具有很好的疏肝理气之功。

按摩之后会出现局部松弛感、打嗝、排气、发热、心情舒畅等感觉。

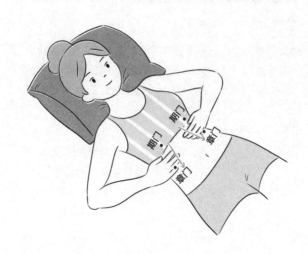

Part **6**

备孕前的减肥小妙招

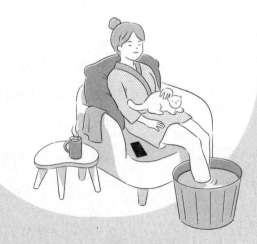

有许多肥胖女性来找我，说想备孕前调理一下身体，这些人大多伴有月经不规律、痤疮等问题，我的第一条建议就是减肥。

怀孕前减肥有什么好处呢？

从我的临床观察来看，肥胖是会遗传的，如果父母一方肥胖，孩子肥胖的概率有 50%。如果父母双方都肥胖，孩子肥胖的概率则高达 70%。

所以，备孕期间减肥可以减少未来宝宝肥胖、患代谢性疾病的风险。

其次，肥胖与月经不规律相互影响，大家一定都听过这样一种疾病叫多囊卵巢综合征，内分泌水平不好，不容易怀孕，就算怀孕也很难维持到宝宝出生。

因此，想要怀孕，减肥是第一位。我见到很多肥胖女性，体重下来了，不用其他干预措施就可以自然怀孕，最后生出健康宝宝。

减肥需要运动、饮食、生活起居等多方面管理，此外，可以配合一点小茶饮。

备孕时，可以喝红曲陈皮活血代茶饮
活血化瘀

陈皮是"广东三宝"之首，慈禧太后曾钦点为贡品，与山楂、荷叶共同起到理气健脾、燥湿祛痰的作用。

红曲可以活血消脂，女子以血为本，旧血去，才能新血生，气血通畅才是迎接宝宝的最好状态。

红曲陈皮活血代茶饮

配方：

红曲 5 克
生山楂 5 克
荷叶 5 克
陈皮 5 克

用法：

将上述药材用开水冲泡，5 分钟后可以饮用。

叮嘱：

① 此方备孕期间可以服用，因红曲、山楂活血，准备怀孕之后谨慎服用！
② 可以配合每日以大拇指单指推足三里穴 100 次，辅助健脾，效果更佳。

　　这个小方子适用于体形偏胖，平时月经量少的女性。其实月经量少本身不算病，如果少于之前月经量的一半或者每次月经都不能湿透 1 片卫生巾就需要引起重视了，这个时候可以查一下女性激素、做妇科彩超排除一些器质性问题。

　　月经量少在一定层面上也反映了体内气血运行不通畅，服用这个小方子可以很好地解决这个问题。

备孕时，可以喝梅花荷叶疏肝饮疏肝解郁

　　山楂、荷叶是我们前面提到的祛湿减肥基本组合，梅花和玫瑰花可以疏肝解郁，调理气血。

　　中医认为女子以肝为先天，肝对女子的作用可大着呢，可以疏通畅达全身气机，推动血液运行，调节排卵与月经来潮。

简单来说，如果你出现了乳房胀痛、两胁疼痛、喜欢叹气、容易情绪不好并且伴有月经错后或者痛经，那可能是肝的疏泄功能出现了问题。

花类药物芳香提神，回忆一下出去赏花的时候是不是觉得心旷神怡？

梅花荷叶疏肝饮

配方：

梅花 5 克
玫瑰花 5 克
山楂 5 克
荷叶 5 克

用法：

将上述药材用开水冲泡，5 分钟后可以饮用。

叮嘱：

此方仅在备孕期服用，准备怀孕后停止服用，胃酸过多的人去掉山楂。

梅花、玫瑰花能起到疏肝理气的作用，我经常向情绪不好的姑娘们推荐这个小方子，反响很好，不仅乳房胀痛可以得到改善，有的人还反映色斑也消退了。

食用香附茯苓疏肝药膳可以调理气血

除了肝，脾对女性也很重要。

脾是人体这台发动机的动力来源，有了能量，机器才能好好工作，机器运转正常我们才能顺利迎接新生命的到来。

香附茯苓疏肝药膳

配方：

香附 10 克
陈皮 10 克
白芍 10 克
白术 10 克
茯苓 10 克

用法：

水煎取汁，加小米 100 克，放入砂锅中同煲至熟，加调味品后食用。

叮嘱：

① 此方仅在备孕期服用，准备怀孕后停止服用。

② 还可以每日配合以大拇指单指推太冲穴 100 次，效果更佳。

脾与肝关系密切，"气饱了"这个词大家一定都听过，所以如果出现了不想吃饭，饭后肚子胀，伴体形肥胖慵懒，大便稀，或者黏马桶，这时候我们就要调脾，茯苓、白术、陈皮都能很好地起到健脾的作用，气血充足，土壤肥沃，种子才能生根发芽。

注意：以上茶饮喝 1~2 周，如未见症状好转，需请专业医师线下咨询。

Part 7

你不可不知的减肥误区

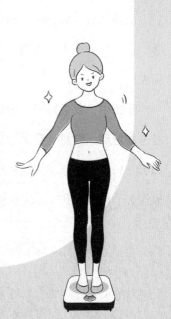

减肥不仅仅是减轻体重

正确的减肥，是通过一些方法将整个身体塑造得更加匀称、漂亮，让气色变得更加润泽，让人一眼看上去就觉得朝气蓬勃、有活力，而体重减轻只是一个伴随结果。

减肥的目的，当然不只是为了变美而减肥，还为了健康。

如果长期肥胖，身体各个机能会有代偿机制，当超过代偿的时候，就会导致疾病发生。

而减肥成功后，不仅形体上发生改变，还会产生一种成就感，会使你整个人身心愉悦，一旦气机调畅，疾病自然就远离你啦！

临床中，我遇到过不少姑娘在减肥的过程中，或多或少走过一些弯路，对自己身体的影响也或轻或重，有些基本没什么伤害，只不过是减肥失败而已；可有些姑娘走过的弯路却极大地伤害了自己的身体，甚至造成不可挽回的后果。

过度节食减肥
会让你卵巢早衰、骨质疏松

节食，顾名思义就是缩减摄入的能量，使消耗的能量大于摄入的能量，以期达到瘦身的目的。这表面上看是一种快速有效的减肥方式，但实际上无论是身体还是心理上，都会带来很多伤害。

那么过度节食会对我们的身体产生哪些伤害呢?

过度节食会引起月经不调，甚至闭经、卵巢早衰、骨质疏松……

简单来讲，月经是一个正常的生理循环周期，它的正常运行需要一个很重要的东西，就是雌激素。

而脂肪在其中起着重要作用，它不仅可合成雌激素，维持月经的正常，也可以在我们饥饿时应急，维持血糖稳定，防止发生低血糖，还能维持体温，缓冲外界的冲击力，保护内脏。

总之，脂肪作为我们人体六大营养素之一，它的重要性不言而喻。所以，我国建议 18 岁以上居民膳食脂肪适宜摄入量为所供能量占每日所需能量的 20%~30%。

过度节食减肥会导致营养不良、胃溃疡，甚至脾胃极度虚弱

《黄帝内经·灵枢》里说过："平人不食饮，七日而死者，水谷精气津液皆尽故也。"也就是说，一个普通人 7 天不吃不喝就会死，且不说这些极端的节食是否真的能把你变瘦，你忍心把健健康康的身体折腾成风吹就倒的纸片人吗？

过度节食减肥会导致神经厌食症、贪食症

有一些姑娘对自己的体重过分关注，为了使体重减轻，服用泻药或催吐，如此反复，情绪变得焦虑、烦躁，再加上一些外界因素的影响，就会形成神经厌食症、贪食症等饮食障碍。我在临床中见到的，由于过度节食而导致厌食症的例子不在少数。

过度节食会得胆结石

听起来有点儿难以置信，可事实确实如此，尤其是对于不吃早餐的人而言，更容易得胆结石。进食行为是胆汁分泌和排泄的信号，缺乏进食行为，容易引起胆汁排泄不畅，形成胆结石。

过度节食会让人变丑

过度节食后，一头秀发会变成枯燥、干黄的草堆，指甲也会变得干燥、有棱角、无光泽，脸色变得难看，会出现面色苍白、蜡黄等情况。

节食减肥很少能够成功

现在，减肥的人多，成功的人却很少。有大量研究表明，节食减肥很少能够成功减轻体重，反而会使体重增加。只有极少数的人会成功，但是会对身体产生一定的负面影响。

当节食减肥一段时间后，体内基础代谢率会处于较低的水平，一旦恢复原来的饮食时，由于基础代谢率较低，尽管吃得不多，但体重却"噌噌"往上增长。

看到大家用各种残忍的方法减肥却怎么也瘦不下去，我都为大家着急，其实只要找对了方法，减肥是一件很轻松的事。而且如果方法对了，瘦下来之后气色也会越来越好，很少有反弹现象。如果不搞清楚自己胖的原因，盲目去减，只会一直减肥一直肥，永远瘦不下去！靠节食，体内营养摄入不足，气血就不够，脾胃就虚，而脾虚生湿……

我印象最深刻的一个节食减肥的患者，是一个留学生，女孩子。之前在国外她没觉得自己胖，因为国外的胖人非常多，后来回国找工作的时候她发现周围人看她眼神有点异样，甚至影响她面试找工作了，于是受了刺激后开始简单粗暴地节食减肥，这样过了一两个月，体重是下去了七八斤，结果闭经了。再到医院一查，雌激素水平低，诊断为内分泌失调，这姑娘还没结婚呢，她再也不敢盲目节食了。

她跟我说她真的非常有毅力，每天只吃一个苹果，或黄瓜和西红柿，用她自己的话说，就是饿到给她一头牛都能吃得下。但是结果呢？这不是长久的办法，人是不可能长期维持这种饮食的，一旦恢复正常饮食，只会反弹得更厉害。她找到我时已经从 65 公斤反弹到了 77.5 公斤，这时候其实是非常棘手的，因为她身体的内分泌已经有些紊乱了，经过一段时间的中医调理，她又成功瘦到了 55 公斤，减下来 22.5 公斤。

快速减肥不可取——短期快速减肥会导致皮肤皱纹增加、乳房下垂

短期快速减肥，听起来不错，很具有诱惑力，很多人为了能早点看到效果，选择吃减肥药，甚至吃含有泻药功能的茶或汤，都是不可取的。

有的人吃减肥药会引起心慌、头晕等反应，含有泻药功能的茶汤往往是寒性的，就算你暂时瘦了一些，也只是排掉了一些水分，如果稍不注意还有可能出现身体脱水的情况。俗话说，一口吃不成胖子，两顿饿不成瘦子，如果非要在短期内快速达到瘦身的目的，对身体的损害也是非常大的，所以说短期快速

减肥是非常不可取的。

短期快速减肥会导致皮肤松弛、乳房下垂，由于减肥速度过快，会导致皮肤的收缩速度赶不上脂肪消耗的速度，弹性下降，皱纹增加，乳房下垂。

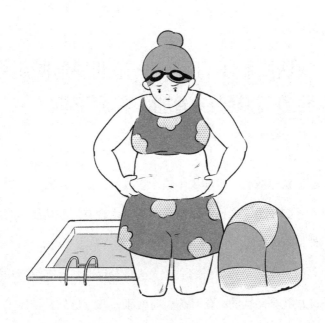

快速减肥，
瘦下来快，反弹也快，
快乐没有得更快

　　只一味地减脂是不行的，但通过调理体质，调理身体内在来达成一个快速减肥的目标，是没有问题的。因为我们是针对肥胖的根本去解决问题，只有把引起肥胖的原因解决了，你才能真正瘦下来！

　　有一个患者，是一个女企业家，我有一次给他们公司高管培训的时候，她听到我讲气虚、痰湿体质的问题，她觉得太对了，说她就是懒得动，补品也不少吃，平时也不劳累，就是没精神还发胖，去医院体检除了有点血脂高也查不出来其他毛病，平常自己喝祛湿的茶也不见改善。

　　后来我教她首先戒凉，然后加上温阳补气的方法，再配合祛湿，适当加上运动，效果真是立竿见影，体重一个月减下去了15公斤，而且人也变得很精神，说早知道这么轻松就不用走那么多弯路了。

不吃主食只吃肉的
"生酮饮食"不靠谱

近年来"生酮饮食"特别火,曾经还有朋友问我,是不是每天只吃肉类不吃主食就能瘦下来?试想每天不用为了减肥忍饥挨饿,甚至可以大快朵颐,这简直就是最理想的减肥方式!

但是,真的是这样吗?

接下来我就跟大家聊聊什么是"生酮饮食",不吃主食只吃肉减肥真的靠谱吗?

什么是"生酮饮食"?

生酮饮食(ketogenic-diet,简称KD),指通过严格限制碳水化合物的摄入,用富含脂肪和蛋白质的食物代替,以高脂肪、低碳水化合物和适量蛋白质为特点的饮食方式。与传统饮食方式相比,生酮饮食需要更高的脂肪摄入,而碳水化合物摄入应占10%甚至5%以下。

生酮饮食

	碳水化合物	脂肪	蛋白质
均衡膳食模式	55%~65%	20%~30%	10%~15%
生酮饮食模式	4%~17%	60%~90%	6%~35%

或许大家会好奇它为什么叫"生酮饮食"呢？

正常情况下，我们的身体通过分解碳水化合物，利用葡萄糖来提供能量。而生酮饮食其实是模拟一种饥饿状态，由于碳水化合物摄入极少，体内的糖储备被消耗干净之后，身体只能动用脂肪来供能。在这个过程中会产生大量酮体，因此称之为"生酮饮食"。

其实这种饮食方式也不是近年来才出现的，早在20世纪20年代，生酮饮食就被用来治疗儿童难治性癫痫。到了20世纪末，逐渐引入到了糖尿病、帕金森综合征等疾病的治疗中。人们发现它还有减肥的"副作用"，于是也被推崇为一种减肥神器。

生酮饮食种类

其实生酮饮食也不是简单的不吃主食多吃肉，而是根据不同的需求有不同的选择。

标准生酮饮食：就是上面提到的脂肪要超过 70%，20% 左右的蛋白质，而碳水化合物的摄入要低于 10%。

周期性生酮饮食：类似碳水循环，健身人士多采用这种，1 周内 5 天严格限制碳水化合物摄入，另外 2 天，可以摄入一定量的碳水化合物。

针对性生酮饮食：适合高强度力量训练爱好者，只在高强度力量训练前后摄入一定量的碳水化合物，平时限制碳水化合物摄入。

高蛋白生酮饮食：适合有增肌需求的人群，适量增加蛋白质摄入，稍微减少一点脂肪的摄入。

生酮饮食都包括哪些食物呢?

各种肉类,如鸡、鸭、鱼等白肉和猪、牛、羊等红肉;高脂肪鱼,如金枪鱼、三文鱼、鳗鱼、鲱鱼等;鸡蛋;坚果和种子,如核桃、杏仁、南瓜子、芝麻、花生、夏威夷果等;天然油脂,植物油如橄榄油、椰子油,或者动物油如纯牛油、猪油等;未加工的奶酪;低碳类素蔬菜,如绿叶蔬菜。

在严格的生酮饮食中,以下食物是不能吃的。

首先就是包括杂粮和豆类在内的所有主食,如米饭、馒头、面条、面包、水饺等;其次就是含糖量高的食物,如含糖

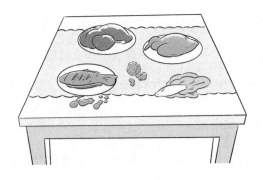

饮料、果汁、冰激凌、蛋糕、甜品等；水果的碳水化合物含量也很高，不过像牛油果、柠檬、蓝莓这类低碳水化合物含量的水果可以适量食用；根茎和块茎类蔬菜，如土豆、山药、红薯、胡萝卜等；各种加工类食品；反式脂肪酸，如代可可脂、植物黄油、精炼植物油等；含糖的调味品或调味汁；酒精，大部分酒精饮料含碳水化合物。

生酮饮食的危害

① 会导致肌肉含量减少

在生酮饮食早期，身体还未适应这种供能方式的转变，由于碳水化合物摄入极低，血糖水平下降，很容易出现头晕乏力、眼前发黑、出冷汗等低血糖反应，严重的低血糖反应还会导致脑细胞受损。身体不仅仅分解脂肪，还会通过分解肌肉来供能，所以长期采用生酮饮食会导致肌肉含量减少，降低基础代谢率。

② 引起酸中毒

身体长期处于"生酮"的状态，血液酸化，就会产生酮症酸中毒，轻者出现食欲减退、恶心、呕吐等症状，严重者出现脱水、昏迷，甚至危及生命。也会导致骨质减少，甚至骨质疏松。

③ 导致营养不良

由于饮食结构的改变，某些维生素、膳食纤维、微量元素等摄入也大大减少，造成饮食不均衡，容易导致营养不良、便秘。

④ 增加肾脏负担风险

蛋白质分解后的含氮废物（如尿素、尿酸、肌酐等）经肾脏代谢，蛋白质的摄入增多会增加肾脏负担风险，因此有肾脏损害的人群不适合采用生酮饮食。

该不该选生酮饮食？

虽然生酮饮食在短时间内确实能起到减重的效果，但是事物都有两面性，我们既然想要它的好处，也要认清它的弊端。除了上面提到的影响，生酮还会导致脱发、失眠、情绪暴躁等问题。许多通过生酮饮食短期减肥成功的人恢复正常饮食后很容易反弹。

严格坚持生酮饮食其实很困难，不太符合我们的饮食习惯，或许你可以短期坚持做到，但是可以做到坚持一辈子吗？这恐怕还是有点难度的。在中医看来长期使用高脂、高蛋白的食物并不利于身体健康，因为生酮饮食中肉类含量较高，肉类脂类属于不好消化的食物，会加重我们脾胃负担，虽然暂时是瘦了，但是后期很多出现消化道的问题，我临床就见过很多患者在进行生酮饮食时会产生腹胀的症状。

总之，不吃主食，或者说采用"生酮饮食"的方式在短期内确实能起到一定的减肥效果，但不是适合每个人长期执行。

该不该选生酮饮食？最好在专业医师指导下进行，盲目尝试会对身体造成不利的影响。

不是出汗越多瘦得越多

大家在减肥时特别容易进入一个误区，就是觉得出汗越多瘦得就越快。出汗减的是水不是脂肪，所以瘦得快反弹得也快。而且我们在平时生活中会发现，往往是胖的人更容易出汗，如果汗出得越多越容易瘦的话，这岂不是就矛盾了。

所以说，减肥效果与出汗没有必然的联系。

为什么会出汗？

我们身体里的细胞都需要一个适宜的温度来进行代谢活动，体温过高或过低都不好。当身体的温度升高的时候，为了让体温保持恒定，大脑就会发布指令，让汗腺开始工作，通过排汗来降温。

出汗可以简单分为"主动"出汗和"被动"出汗。我们在运动的时候会产生很多热量，身体会通过排汗的方式来散热，并促进新陈代谢。这种方式就叫作"主动"出汗，而且在出汗之后身上会觉得很舒服。另一种就叫"被动"出汗，一般是指在炎热天气或在桑拿房，由于外界的温度升高，身体为了散热而排汗。二者相比较而言，肯定是运动后出汗减肥的效果更好，但这不是因为你出汗了，而是因为你运动了。

过度出汗对身体有什么影响？

有些人为了追求快速减肥，采用"保鲜膜减肥法"，运动时用保鲜膜裹住胳膊、肚子和大腿，希望通过多出汗来多减肥。还有近年来特别流行"暴汗服减肥法"，跟保鲜膜减肥法类似，由于材质不透气，热量无法顺利随汗液排出，从而增加出汗量。这就相当于人为地给自己创造了一个高温的环境，还不容易散热。这类方式极易引起身体脱水、中暑，严重者甚至有生命危险。

中医认为"汗为心之液"，出汗过多损伤津液，而津液里蕴含着气，所以津液外泄的时候，气也会随之耗散，大量出汗就会导致耗气伤阴，对身体十分不好。

所以，大家在运动的时候不要盲目追求多出汗，而是应该选择舒适、透气的衣服，适当出汗即可。

那有的人可能会问了，我想加强运动时的减肥效果，你又说暴汗服和保鲜膜没有用，那我该怎么做啊？

对于这个问题，我建议保证运动强度，因为中等运动强度时，达到的减脂效率最高。

那运动强度怎么看，中等运动强度又是多少呢？

一般我们可以用心率来衡量运动强度，推荐用一个公式，叫 Gelish 公式：207-0.7× 年龄，比如一个人是 20 岁，那么他的最大心率就是 193 次 / 分。当你的心率达到 60%~80% 最大心率时，就是中等运动强度。根据这个公式计算出来 20 岁的中等运动强度心率是在 115~154 次 / 分。低于这个心率，锻炼的效果就不好。高于这个心率，就是无氧运动，不适合减脂。但是患有心脏病的人做运动需在医师指导下进行。

经期减肥并不靠谱，
非经期才是减肥的正确时机

现在，有人提出一种说法，月经期吃不胖，月经结束时是减肥黄金期。这种说法真的正确吗？

首先，我们要明确，月经期间女性的体重的确会出现一定幅度的波动。这是因为在经期，女性的新陈代谢速度较平时快，同时，经血按时来潮排出体外，体液减少，体重自然会有一定幅度的下降。但我们都知道，女性经期需要营养的摄入，并且应避免剧烈运动，否则对身体和心理都会造成伤害。临床上，也不乏因为过度减肥而导致月经失调甚至闭经的案例。如果单纯为了减肥而不惜牺牲健康，这种做法是得不偿失的。

经期减肥并不靠谱，非经期才是减肥的正确时机。

在饮食上，我们应控制碳水化合物和脂肪的摄入量，同时进行规律的有氧运动。

单纯拔罐减肥效果如何?

拔罐减肥是近年来兴起的减肥方法,也是中医治疗肥胖症的特色疗法之一。

中医拔罐疗法进行减肥,主要是通过罐作用于体表相应经络和穴位,用罐的吸附力刺激穴位,激发经络之气,促进气血运行,调节内分泌,改善代谢。

简单来说,就是以拔罐的温热之性和强吸附力,作用于皮肤及毛孔,祛除寒湿等邪气,恢复健康。

但是,并非所有人都适合拔罐减肥。

以下人群忌拔罐:

①有心脏病、肺气肿、自发性气胸病史者。

②皮肤过敏或有皮损者。

③婴幼儿、孕妇。

④凝血机制障碍者,如血友病。

⑤饱腹者、空腹者、醉酒者、过度虚弱者。

⑥抽搐、痉挛发作者。

　　而且，据我临床观察，很多患者单纯用此疗法容易反弹。因为拔罐法能刺激到的部位比较浅，加之部分人群不改正不良生活习惯，治疗停止后，体重反弹概率很大，所以减肥一定要综合辨证治疗，而不是采用单一疗法。

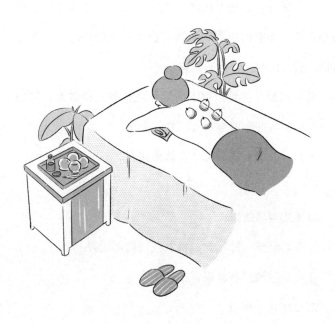

拔罐很好，但"门槛"很高，
不是谁都能拔哦

泻药减肥，不可取

"清宿便排肠毒，可祛斑养颜"曾经是一句家喻户晓的广告词，就这么简简单单一句话不知荼毒了多少人。甚至有人为了变瘦变美，长期服用泻药！

泻药减肥，不可取！

减肥泻药对肠道的危害极大。我们知道，肠道是人体内最大的微生态环境，"住"着许多菌群，这些菌群正常与否和我们的生理心理健康息息相关。而迅猛如减肥泻药，极易导致菌群失调。

泻药危害如此之大，为何还有人趋之若鹜？因为在泻药的作用下，减肥患者的食欲会下降，摄入食物减少，同时排便量和排尿量增加。换言之，你丢失掉的都是体液，而非你的脂肪。

我临床使用泻药非常小心，就算真的有严重便秘，我一般也会给行气药比较多，行气药可以加快胃肠蠕动，而不至于伤身体，比如，枳壳、当归、肉苁蓉等。枳壳是一种果实，可以通肠胃、除湿，对便秘效果很好；当归一般人只知道它是活血的，却不知道它通便的效果也很好，还不伤正气；肉苁蓉更不用说了，除了能通便还能补肾！

如果你真的十分需要药物辅助减肥，那么一定要去正规医院询问医生意见，在专业医师的指导下服用相关药物。

外贴敷中药包减肥可取吗？

贴敷法是中医外治法之一，最早见于《五十二病方》，已有上千年历史。

贴敷法是以中医基础理论为指导，制成中草药制剂，贴敷于皮肤局部或穴位处，此法具有安全便捷、副作用小、应用广泛、疗效较快等优点。各类外贴敷药包的作用原理主要是通过贴敷于局部，药物无须经过胃及消化道，而是经皮肤吸收，沿经络传导，直接发挥中药药效，协调阴阳，使人体达到新的平衡点，从根本祛除病因。

　　临床中，我曾遇到一个女性患者，44 岁，她自述使用外贴敷中药包 4 个月，体重从 69 公斤减到 53 公斤，但半年后反弹到了 74 公斤。

　　后来我了解到，她使用的中药包在使用期间不仅需要严格控制饮食，体重掉得慢的，还会直接让你"辟谷"，每天什么也不吃，只能喝水。除此之外，还存在其他问题，许多人使用后反映会出现上火长痘、牙龈出血、口腔溃疡、体重易反弹、生理期紊乱等副作用。

　　所以中药贴敷包减肥确有其一定效果，但还是那句话，减肥一定是专业医生综合辨证，这样才不会反弹。

为什么喝了好久的红豆薏米粥没有效果？

有痰湿的朋友提问，为什么喝了好久的红豆薏米粥没有效果？

这要先来看看你的红豆薏米粥是不是做到了这两点。

① 红豆要选赤小豆。

看起来较圆的是普通红豆，而扁扁的有芽的才是真正有祛湿功效的赤小豆。选对赤小豆就显得尤为重要。

② 薏米偏寒凉，一定要炒过之后再用，疗效最佳。

做到这两点其实还远远不够，上面我们提到了祛湿的关键是健脾，因此我建议大家在做红豆薏米粥的时候可以在粥里加入茯苓，茯苓对于健脾有很好的作用，这样做出来的红豆薏米粥健脾祛湿的效果会更加明显。

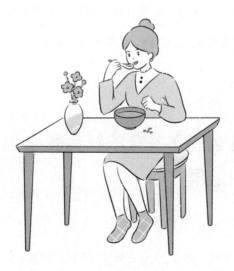

赤小豆 + 炒薏米，
才是正确的祛湿打开方式

铭记三句顺口溜：

粗细搭配、荤素搭配、种类多样化、餐餐得有蔬菜！

同类的食物之间可以互换，不同类的食物不能互换！

每天食材种类在 12 种食物以上，每周 25 种以上哦！

　　以下的食物交换份表可为希望减轻体重的人提供一种营养平衡的饮食方法，通过食物交换可以得到多样化的食谱而且保证营养的均衡。根据常用食物热量和主要营养素（蛋白质、脂肪、碳水化合物）的含量，将食物分为谷薯类、水果类、蛋豆鱼肉类、奶类及制品、蔬菜类、油脂类六大类。

　　每一份食物为 90 kcal，都可在自己相对应的标准体重区域食谱中找到替换的食材（所选部分食材适合减重期和维持体重期食用，均为食物替换参考）。一周七天，可按照生活习惯来改变食谱。

谷薯类：

大米、高粱、红米、小米、黑豆、赤小豆、红豆、血糯米、黑米、藜麦、燕麦、荞麦、糙米、意大利面（干）、杂粮面（干）均为 25 克，湿面 75 克、杂粮馒头 40 克、杂粮窝窝头 40 克、菜包子 50 克，土豆、山药均为 125 克，鲜玉米带棒心 180 克，鲜玉米粒 80 克。

蛋豆肉鱼：

肉类：瘦猪肉 60 克、鸡肉 70 克、鹅肉 70 克、鸭肉 70 克、牛肉 80 克、羊肉 70 克。

鱼虾类：草鱼、鲤鱼、黄鱼、昂公鱼、三文鱼、黑鱼、巴沙鱼等鱼类均为 80 克，虾 100 克。

蛋类：鸡蛋（一大个带壳）60 克、鹌鹑蛋（6 个带壳）60 克、鸽子蛋 60 克。

豆制品：北豆腐 100 克（老豆腐）、南豆腐 200 克（嫩豆腐）、香干 50 克、百叶 50 克、素鸡 50 克。

水果类：

樱桃、李子、杏、桃子、苹果、橘子、橙子、梨、猕猴桃均为 200 克，草莓 300 克。

奶类及制品：

羊奶、纯牛奶均为 150 毫升，全脂酸奶 100 毫升，奶粉 20 克，奶酪 25 克。

蔬菜类：

普通蔬菜：柿子椒 350 克、蒜苗 200 克、丝瓜 300 克、胡萝卜 250 克、茄子 400 克、西芹 400 克、苦瓜 500 克、冬瓜 700 克、西红柿 500 克、白萝卜 500 克、黄瓜 500 克、白菜 500 克、圆白菜 500 克、豆芽 500 克、菠菜 500 克、空心菜 500 克、黑菜 500 克、卷心菜 500 克、紫甘蓝 500 克、鸡毛菜 500 克、娃娃菜 500 克、油菜 500 克、上海青 500 克、茼蒿 500 克（叶子菜一般为 500 克），花菜、西蓝花 400 克，刀豆、豆角、荷兰豆、扁豆、四季豆均为 300 克，南瓜 400 克。

菌菇：金针菇、香菇、平菇、杏鲍菇、蟹味菇、虫草花等均为 400 克，水发木耳 300 克，干木耳 35 克，干银耳 20 克（湿银耳 200 克）。

油脂类：

坚果类：核桃、腰果、南瓜子仁、西瓜子仁、花生、杏仁、芝麻等坚果均为 15 克。

炒菜油品：玉米油、花生油、大豆油、芝麻油、橄榄油、亚麻子油等油品均为 10 克。

说明：谷浆类食物需要加开水放入破壁料理机里破壁后食用，如：

花生杂粮浆（花生 5 克、桂圆 2 个、血糯米 20 克、糙米 20 克）+ 开水 250~300 毫升按下谷浆键等破壁熟后就可食用了。

食谱中食材均为食物生重，干重为未泡发食物的重量。

烹调方法要选择健康的烹调方式，多采用蒸、拌、炒、烩、氽等方法，尽量不放糖、不油炸。

食谱的编写参考了中国食物成分表和中国肥胖预防和控制蓝皮书。

现代社会的人因肥胖症，备受困扰。有一天，学生问我："董老师，您怎么不出版一本中医治疗肥胖症的书呢？"

这句话提醒了我。我从硕士开始在临床接触肥胖症的治疗，到了博士期间把肥胖症及胰岛素抵抗作为我的研究方向，工作之后在天津中医药大学第一附属医院首先开展了肥胖症专病门诊，至今已经有 13 年。这期间，小小的诊室，聚集了国内外很多的医生和学者前来交流学习，平常我会把这里的临床经典案例拿出来分享。

历时一年，我终于将临床中遇到的减肥相关问题归纳整理完毕，和大家见面了。

希望能达到两个目的，第一，想做一个科普，让大家在减肥路上不要走弯路。第二，希望同行们提出宝贵的建议，让我们一起不断进步，让更多人受益！

这本书的出版，首先要感谢我的父母，养育我，让我成为一名医生，能尽自己所能帮助有需要的人。其次，在写书的过程中，我得到了很多前辈的支持和帮助。特别要感谢的是国医大师、中国工程院院士石学敏教授为本书亲笔写了推荐。石院士高尚的医德，精湛的医术，永远值得我们后辈学习。

此外，让我特别感动的还有很多同学、同行一如既往的协助，天津中医药大学王舒鹤、蔡莉莉、蓝宇洋、孔庆杰、于文娟、耿晨、杨元祯、王昌龙、吕玉冰，承德医学院王晓晴，成都中医药大学刘薪雨，秦皇岛市工人医院张郁，无锡注册营养师林华玉。

他们在得知我要出书后不断帮助我收集文献、资料，尽心尽力，但他们都说："能让更多人懂得中医知识，从而身心健康，无论多辛苦都值得！"

我衷心地希望通过本书能帮到大家，也祝愿看到此书的每一个人，都能有所收获，拥有一个健康的身体！